危重症临床诊疗思维与实践

WEIZHONGZHENG
LINCHUANG ZHENLIAO
SIWEI YU SHIJIAN

解悍东 著

吉林科学技术出版社

图书在版编目（CIP）数据

危重症临床诊疗思维与实践 / 解悍东著. -- 长春：吉林科学技术出版社, 2018.4（2024.1重印）
ISBN 978-7-5578-3873-7

Ⅰ.①危… Ⅱ.①解… Ⅲ.①急性病—诊疗②险症—诊疗 Ⅳ.①R459.7

中国版本图书馆CIP数据核字(2018)第075552号

危重症临床诊疗思维与实践

出 版 人 李　梁
责任编辑 孟　波　孙　默
装帧设计 陈　磊
开　　本 787mm×1092mm　1/32
字　　数 166千字
印　　张 5.625
印　　数 1-3000册
版　　次 2019年5月第1版
印　　次 2024年1月第2次印刷

出　　版 吉林出版集团
　　　　　吉林科学技术出版社
发　　行 吉林科学技术出版社
地　　址 长春市人民大街4646号
邮　　编 130021
发行部电话/传真　0431-85635177　85651759　85651628
　　　　　　　　　85677817　85600611　85670016
储运部电话　0431-84612872
编辑部电话　0431-85635186
网　　址 www.jlstp.net
印　　刷 三河市天润建兴印务有限公司

书　　号 ISBN 978-7-5578-3873-7
定　　价 42.00元
如有印装质量问题　可寄出版社调换
版权所有　翻印必究　举报电话:0431-85659498

前　言

随着经济的发展、人民生活水平的迅速提高，人们对医务人员的救治技术水平也有了更高的要求和更多的需求。面对急危重症患者，病因、病情严重程度可能完全不同，有些患者甚至已经或者即将面临生命危险，危急状况就是对医务人员诊治技术水平的挑战和考验。因此，临床医师不仅需要广泛扎实的医学理论基础知识、基本实践技能，还要掌握急救技能及先进的监护治疗技术。

本书内容简明扼要，涵盖了各种常见的急性疾病及各种疾病的急性阶段和危重症病人的诊疗以及应急处置。重点介绍各种急危重症疾病的诊疗思路，最新诊疗技术的进展和应用，并兼顾实用性、前沿性、可读性。以期望读者能够读之有味，尽快了解本专业的相关知识和各种诊疗方法。

尽管在本书编撰过程中，编者做出了巨大的努力，对稿件进行了多次认真的修改，但限于个人学识，加之编写经验不足、时间有限，书中恐存在遗漏或不足之处，敬请广大读者提出宝贵的修改意见，以期再版时修正完善！

目　　录

第一章　各种危重症综合救治

第一节　心肺脑复苏

呼吸、心搏停止时所采取的一切急救措施称心肺复苏（CPR），这是抢救呼吸、心搏停止病人首要而关键的步骤。争取时间可提高抢救成功率。由于心肺复苏后尚有脑缺血、缺氧问题的存在，而复苏的最终目标是争取病人意识、智能和运动功能的全面恢复。所以在心肺复苏的同时就要采取保护脑功能的措施，因此称之为心肺脑复苏（CPCR）。

呼吸循环骤停可能由突然发生的意外事故引起，也可能是心肺疾病过程中的一个阶段。无论哪种情况，复苏都是一个时间紧迫、对技术要求高的急救过程，延误时间即丧失了抢救生命的时机。

根据复苏过程可概括为 3 个阶段，即：①基本生命支持；②进一步生命支持；③后期生命支持。

一、心搏骤停的类型

1.心室颤动

心搏呈无效收缩的排血动作，根据颤动程度分为粗颤、细颤两种。心电图示大小形状各异的粗颤波或细颤波，频率＞250 次/min。

2.心室停顿

肉眼见心脏完全静止，毫无动作；心电图上无心电波型，呈一直线。这一型最为多见。

3.心电机械分离

心电图有心室波,但心搏无力。

二、临床表现

1.意识突然丧失

意识丧失是心搏骤停出现的最早表现之一。

2.血压和大动脉搏动消失

测不到血压虽是心搏停止的最早征象,但并不等于已发生心搏停止。如伴大动脉搏动消失即应按心搏骤停处理。

3.呼吸停止

病人因缺氧、缺血而发生心搏停止时,呼吸常同时消失,或短时间内有喘息,继之停止。在吸入纯氧下,因突然发生心搏骤停时,呼吸尚未同时停止,若及时进行心脏按压等紧急处理,呼吸可继续存在。

4.瞳孔散大

瞳孔直径可达 7～8mm。单凭瞳孔变化不能断定心搏是否停止。

5.心电图表现

心搏骤停时心电图上最常见的心律失常为心室颤动或心室扑动。单凭有正常心电活动不能判断心脏是否尚有排血能力。

三、心搏骤停的诊断

1.早期诊断

①大动脉搏动突然消失;②原清醒病人的意识突然消失;③自主呼吸停止或出现濒死呼吸;④瞳孔散大,皮肤黏膜灰白与发绀,或术野出血停止;⑤心电图表现:心室颤动、心室静止、心电机械分离。心电机械分离病人的心脏处于"极度泵衰竭",为死亡率极高的一种心电图表现,被误认为心脏仍在跳动。

2.现场诊断

①突然昏倒、意识丧失;②大动脉搏动消失;③可伴有瞳孔散大、濒死呼吸、呼吸停止,皮肤黏膜发绀;④听诊时心音消失。

四、心肺复苏（CPR）

心肺复苏应争分夺秒，同时应把好心脏与呼吸复苏、脑水肿的防治和酸中毒的纠正这"三关"。现场心肺复苏包括基本生命支持、进一步生命支持。

（一）基本生命支持（BLS）

一旦确定呼吸、心搏停止，立即捶击心前区（胸骨下部），采取 C, A, B, D 4 个步骤进行 CPR。

1. C: 胸部按压

采用胸部按压，手掌根部与胸骨长轴重合，双肘伸直，有节奏地垂直下压。

（1）成人胸外心脏按压：①按压部位：在剑突上两横指处，相当于胸骨中下 1/3。②按压手法：双手重叠，在下的一只手之掌根部接触胸骨，垂直下压。③用力方式：抢救者双臂绷直，双肩在病人胸骨上方正中，垂直向下用力；有规律地进行，不能间断；不能冲击式地猛压；下压及向上放松的时间应大致相等；按压至最低点处，应有一明显的停顿；放松时定位的手掌根部不要离开胸骨定位点，但应尽量放松，使胸骨不受任何压力。④按压频率：成人 100～120 次/min。⑤按压深度：使胸骨下段及相连的肋软骨下陷 5～6cm。⑥按压与人工呼吸比例：30 : 2。

（2）8 岁以下儿童的胸外心脏按压：①按压部位：婴儿在乳头连线与胸骨正中线交界点下一横指处；儿童在胸骨中部。②按压方法：婴儿采用食指和中指两个指头按压；儿童用一只手掌根。③下压深度：婴儿为 4cm左右；儿童为 5cm 左右。④按压频率：儿童（婴儿）100～120 次/min 左右。⑤按压与呼吸之比为 15 : 2（双人），30 : 2（单人）。

CPR 有效循环征象为瞳孔变小，皮肤颜色改善，自主呼吸恢复。

2. A: 开通气道

采用仰头抬颏法，使舌离开咽后壁，开放气道；清除口内呕吐物和气道异物,保持呼吸道通畅。

3.B:人工呼吸

采用口对口或面罩吹气行人工呼吸,心脏按压与吹气比例,成人单人操作和双人操作均为30∶2,儿童(婴儿)单人操作为30∶2,双人操作为15∶2。如有条件,应尽快行气管内插管,改善通气。

4.D:药物和电除颤

常用药物有肾上腺素(首选)、阿托品、碳酸氢钠、利多卡因等;电除颤分为同步和非同步电除颤。

(二)进一步生命支持(ALS)

1.氧疗

人工机械辅助呼吸是理想的通气方法,常采用同步间歇指令呼吸(SIMV)或同步压力支持呼吸;如果出现 ARDS 应改为呼气终末正压呼吸(PEEP)。人工通气理想指标:$PaCO_2$ 降至 35～45mmHg,PaO_2 上升超过 80mmHg。

2.心脏复律

心搏骤停中心室颤动占 90％,当发生不超过 1min,可给予心前区捶击;如停搏时间已超过数分钟,立即用 200J,300J,360J(儿童第一次 2J/kg,以后按 4J/kg 计算)行非同步电击除颤。如室颤波细小,可注射肾上腺素,使细颤转为粗颤。

3.纠正低血压和改善微循环

(1)低血压休克时可选用正性肌力药物,如多巴胺、多巴酚丁胺、间羟胺。氨力农为非肾上腺素能正性收缩能药物,剂量首剂 0.5～0.3mg/kg,静注 2～3min。当自主循环恢复后,既要用升压药提高主要脏器灌注,也要应用扩张血管药物以加大脉压、降低体循环血管阻力,减轻心脏负荷。

(2)根据不同血流动力学状态选用扩动脉药(硝普钠、酚妥拉明等)或扩静脉药(硝酸甘油、硝酸异山梨酯)等。钙通道阻滞剂(维拉帕米、硝苯地平)可用于改善损伤后低灌注和细胞损害,氟桂利嗪、纳洛酮、脑活素、吡硫醇(脑复新)在 CPR 时可使脑皮层血流量保持正常,改善脑细胞代谢,有利于脑复苏。

4.注意监测和防治多脏器功能衰竭

CPR 后由于各脏器急性缺血、缺氧,必然引起组织细胞不同程度低氧或再灌注损伤破坏,常可出现心、肺、肝、肾、消化道等多器官功能衰竭,加强心电、血压、血流动力学、血气、体温、肝、肾功能、血凝系统等监测,尽早采取措施,及时处理,防治多器官功能障碍综合征(MODS)发生。

五、脑复苏

(一)脑水肿的防治

脑水肿一般在心肺复苏后 12~72h 达到高峰,此后逐渐消退。脑缺氧后通过治疗,可防止或减轻脑水肿,减轻对神经元的进一步损伤。对脑水肿的防治应强调综合治疗。

1.头部降温和全身亚低温

在双层塑料布中置冰制成冰帽,戴置于病人头部。可使头部温度降至 30℃ 左右,并在颈部、腋下及腹股沟等大动脉处放置冰袋,使全身温度保持在 32~35℃。降温过程中应监测鼻温及肛温变化,至病人的听力恢复便可逐渐终止降温;对病情较重者,可持续进行 3~5 天,最长不超过 1 周。

2.脱水剂的应用

由于脑水肿需一段时间才较明显,故早期主张采取机械通气,使病人保持轻度过度换气状态,将上述情况基本纠正后,再使用脱水剂。一般可在复苏后 12~14h 开始使用。

甘露醇是目前临床上最常用的脱水剂。临床上常用 20% 甘露醇,0.5~1g/kg,于 15~30min 内快速静脉输入,3~4 次/d,同时记录出入量,如每日尿量超过 3000ml 暂停使用。若病人血压过高,有左心衰、肺水肿或中心静脉压过高时,可选用呋喃苯胺酸(速尿)等,亦可达到防治脑水肿的目的。脱水剂应在血容量基本恢复正常、循环比较稳定后应用，并应根据尿量的多少补充平衡盐等电解质液。

3.皮质激素的应用

脑复苏时最常用的激素为地塞米松，复苏后即可应用，首次成人剂量为 10mg，静脉注射，以后 5～10mg 静注，每 8h 1 次，连用 1～2 天，一般不超过 5 天。

（二）中枢兴奋药的应用

病人处于深昏迷状态时，使用兴奋中枢的药物很难奏效，反而可因药物使耗氧增加或药物的不良反应而产生对脑复苏不利的影响，故一般不主张应用。心搏骤停、脑严重缺氧所造成的脑代谢障碍与脑内的乳酸增加所致代谢性酸中毒等有关，虽复苏后全身性酸中毒已纠正，但由于碳酸氢钠通过血脑屏障缓慢，需经一段时间才能纠正脑内酸中毒，恢复正常的脑功能。因此，中枢兴奋药的临床应用价值不大，甚至可诱发抽搐而增加机体耗氧，加重脑缺氧的损害。

六、复苏后处理

心脏复苏后，由于各重要器官均受到严重缺氧的损害，其功能的恢复需要一定时间，尤其是脑功能的恢复更为缓慢。若心脏复苏后处理不当，脑的恢复更加困难，故应全面考虑，综合治疗，以期达到脑复苏的最佳效果。

（一）维持内环境稳定

1.维持循环稳定

复苏后血压偏低，可因原有血容量不足或心脏受缺氧损害而收缩力减弱，使心排血量下降，严重酸中毒使血管张力减低或有严重心律失常等所致。故除持续监测心电变化外，还应作血流动力学方面的监测，以及中心静脉压及尿量、血压、脉搏等常规监测。使用血管扩张剂可减轻心脏后负荷，改善心排血量。对低血压病人，一般宜使用较温和的缩血管药，如多巴胺和间羟胺，以达到强心和保持血管张力的作用，但不宜长期使用,在循环趋于稳定后应逐渐减少用量。

2.呼吸支持

心脏复苏后,呼吸未恢复时需要持续进行人工呼吸,自主呼吸恢复后仍需持续进行直至病人完全清醒、自主呼吸和通气量恢复正常或不能耐受气管导管时方可停止。

3.维持体液、电解质及酸碱平衡

复苏后维持正常的血液成分、血液电解质、血浆渗透压以及正常的血氧含量,对重要器官功能恢复和保证机体的正常代谢是必不可少的。纠正酸中毒有利于维持循环的稳定。

4.控制心律失常

复苏后如有严重心律失常应及时处理。有频发的室性早搏或多源性室性早搏、室性心动过速,可用1%利多卡因1～2mg/kg静脉注射或继以0.05%～0.1%利多卡因静脉点滴。对室上性心动过速但血压能维持者,可用β-受体阻滞剂,如心得安5mg静脉注射,或钙通道阻滞剂,如维拉帕米(异搏定)2.5～5mg静注以减慢心率。快速心房颤动,或心功能较差、血压偏低而有室上性心动过速,可用强心药,如西地兰0.4mg静脉注射。当有严重房室传导阻滞,可用异丙肾上腺素0.5mg加入5%葡萄糖溶液500mL中静脉点滴;必要时用起搏器控制心室率。

(二)控制抽搐

复苏后抽搐,通常是严重脑缺氧的表现,多在复苏后数小时内出现,表现为间断抽搐或持续不断抽搐。抽搐时耗氧量成倍增加,脑静脉压及颅内压升高,脑水肿可迅速发展,故必须及时予以控制。对偶发的、轻微的抽搐及特别易出现的面部小肌肉抽动,可用安定10～15mg或哌替啶(杜冷丁)50mg,加异丙嗪25mg静脉缓慢注入予以控制。若四肢明显呈肌强直性抽搐,持续时间较长或发作频繁,应迅速使用强效抗痉挛药,可先用2.5%硫喷妥钠150～200mg静脉推注,抽搐控制后,用0.3%溶液静脉点滴,以能控制抽搐发作的最低滴速滴入。一般经12～24h,抽搐可基本控制。

(三)体温的控制

应用物理降温,如酒精擦浴或冰袋冷敷,未清醒前使体温控制在32～35℃,可降低脑代谢,防止脑水肿发生。

(四)预防感染

病人复苏后易发生感染,尤其是肺部感染。心搏骤停后,导致机体的免疫功能下降,容易发生全身性感染;长期安置保留尿管导致泌尿道感染。长期卧床发生褥疮。复苏后应使用广谱抗生素,以防感染的发生。

(五)营养支持

对复苏后因昏迷而不能进食者,需注意体液、电解质及热量的平衡,提供足够的蛋白质及热量,以增强机体的免疫功能。可每1～2天输1U全血、血浆或人体白蛋白,或每日输入一定量的葡萄糖氨基酸及脂肪乳剂,使氮与热量比值为1:150～160。对长期昏迷者可置鼻饲管,根据病人胃肠功能恢复情况,于复苏后3～5天开始鼻饲流质,逐渐增至全量。

七、心肺复苏有效指标

1.瞳孔:复苏有效时,可见瞳孔由大变小。如瞳孔由小变大、固定、角膜混浊,则说明复苏无效。

2.面色(口唇):复苏有效,可见面色发绀转为红润。若变为灰白,则说明复苏无效。

3.颈动脉搏动:按压有效时,每一次按压可以摸到一次搏动,若停止按压,搏动亦消失。停止按压后,脉搏仍然跳动,则说明病人心搏已恢复。有条件时,按压时可测到血压在60/40mmHg左右。

4.神志:复苏有效,可见病人有眼球活动,睫毛反射与对光反射出现,甚至手脚开始抽动,肌张力增加。

5.自主呼吸出现,并不意味可以停止人工呼吸,如果自主呼吸微弱,仍应坚持口对口呼吸等人工呼吸。

八、终止心肺复苏的标准

1.脑死亡的诊断

(1)脑死亡的定义:指脑及全脑组织的不可逆损害,而非脑组织功能在药物及人工通气支持下,可维持几小时甚至 $1\sim2$ 周。判断脑死亡可作为是否坚持继续抢救的依据,以防止人力、物力的浪费。目前国内外判断脑死亡已有明确标准。

(2)国外脑死亡标准:①不论有无声音刺激,即使声刺激放大至 2ntV/nxn,脑电图等电位线仍持续 30min 以上;②自主呼吸动作已停止 3min,$PaCO_2$ 大于 50mmHg;③脑神经反射及反应全部消失;④注射阿托品后心率不增快,2h 后复查心率仍然不增快(排除中枢抑制药、肌松药及低温的效应),脑干和大脑的活动全部消失(脊髓活动可能存在)。

(3)国内脑死亡标准:①对环境反应完全消失;②反射和肌张力完全消失;③自主呼吸消失;④PaO_2 大幅下降(无人工呼吸的条件下);⑤在最好的条件下,刺激大脑时,也不能记录正常的脑电活动。

脑死亡的诊断:排除可逆昏迷十临床 4 条[哥拉斯昏迷评分(GCS)≤5,脑干反射消失,无自主呼吸,12h 以上无变化者(成人)]。

2.终止 CPR 的指标

如有条件确定下列指标时,可考虑终止 CPR:

(1)脑死亡主要依据临床表现判断:①深度昏迷,对任何刺激无反应;②脑干反射消失[包括瞳孔对光反射、角膜反射、吞咽反射、睫毛反射(脊髓反射除外)];③自主呼吸停止,呼吸暂停试验阳性[即 $PaCO_2>$ 60mmHg 仍无自主呼吸]。

(2)无心跳及脉搏。

具备以上两个条件,再加上已进行 CPR 30min 以上,可以考虑终止 CPR。

现场抢救人员停止 CPR 的条件为:①自主呼吸及心搏已有良好恢

复;②有其他人接替抢救,或有医师到场承担了复苏工作;③有医师到场,确定病人已死亡。

第二节　休克

休克是机体由于各种严重致病因素引起的神经-体液因子失调与急性循环功能衰竭,直接或间接导致生命相关器官广泛细胞受损为特征的综合征。临床上主要表现为神志障碍、低血压、脉搏细速、脉压减小、皮肤湿冷、苍白或发绀、尿量减少等。

一、临床表现

休克的临床表现常因病因和休克的轻重程度不同而异。

1.一般情况

一般情况主要表现为植物神经紊乱征象,如全身皮肤及黏膜苍白、周身湿冷、出冷汗、面容痛苦而憔悴,有时诉口渴、畏寒及头晕。

2.精神状态

精神状态初期躁动不安,随后出现抑郁、淡漠,反应迟钝。

3.皮肤

皮肤皮层下小血管收缩明显;皮肤苍白较显著,或苍白区以外并有发绀。

4.脉搏与血压

休克时脉搏软弱,频率增快至120～140次/min。若脉搏增速每分钟超过30次,表明血容量降低。初期表现为舒张压略高,收缩压稍低,脉压减小。以后收缩压、舒张压均下降,收缩压降至90～70mmHg以下。

5.尿量

尿量是观察毛细血管灌流的简单而有用的指标。如每小时尿量在30mL以上,说明有足够的肾血液灌注。但正常尿量既可表示肾灌注正常,亦可能是低血容量已产生肾浓缩功能和盐再吸收的障碍。

二、诊断

休克的诊断首要的是对病人症状和体征作周密观察和检查,即一看、二问、三摸、四听。一看,即观察病人的肤色和表情;二问,即询问病史,根据病人回答问题的情况,了解其神志是否清晰;三摸,即触摸病人的脉搏,了解其强度、快慢和节律是否规则,并触摸病人皮肤的温度和干湿情况;四听,即听病人的心音和测量其血压。

对休克病人应迅速在现场进行必要的救治,避免作过多繁琐的特殊检查;必要的体格检查,也应在救治的同时进行。

对休克病人临床上有意义而实施困难较小的检查项目有:血细胞压积、血红蛋白、尿量、中心静脉压、动脉血 PaO_2、$PaCO_2$、pH 值、心电图和血清电解质等。

三、监测

休克的监测分一般监测和特殊监测,不但用于诊断休克,还可动态观察休克的演变情况。

1.一般监测

一般监测包括精神状态、肢体温度、色泽、血压、脉率及尿量。

2.特殊监测

特殊监测包括血细胞压积(HCT)、血红蛋白(HGb)、动脉血 PaO_2、$PaCO_2$、pH 值、中心静脉压(CVP)、肺动脉楔压(PAWP)、心排出量和心脏指数、动脉血气分析、动脉血乳酸盐测定、心电图和电解质含量,以及 DIC 的实验室检查等。

四、救治措施

(一)急救原则

首先去除病因,尽快恢复有效循环血量,改善微循环,提高组织灌注量。除给予积极补液外,还应结合各项监测结果进行针对性补充和纠正。通常在微循环淤滞期补液时常需多于失液量。此时应结合CVP、尿量、脉率、肺动脉楔压测定等结果进行动态评估。此外，为提高心脏的功能，改善组织的供血，还应选用一些血管活性药物和纠正酸碱平衡失调。感染性休克除补充血容量抗休克和给予抗生素抗感染治疗外，还可适当应用皮质激素。

(二)急救措施

各种病因引起的休克临床表现相似，治疗的目的是恢复组织灌注，力争在 $1\sim4h$ 内改善微循环状态，$12\sim24h$ 内使病人脱离危险期。首先要了解病人原发疾病的过程及当时特殊的血流动力学变化。必须检查病人发生休克的主要原因是什么，加重休克的因素是什么，尤其不能忽略隐蔽的潜在病因。

1.一般措施

(1)平卧位，或头、躯干稍抬高以利于呼吸；下肢抬高 $15°\sim20°$，以利于静脉回流。

(2)保持呼吸道畅通，充分供氧(每分钟供氧 $6\sim8L$)。

(3)保持比较正常的体温，低体温时注意保温，高热时给予有效的降温处理。

(4)给予必要的镇静、止痛剂，避免过多搬动。

(5)尽快建立静脉通道，及时补充血容量。

2.病因治疗

去除病因是休克治疗的根本。尤其如某些外科休克，应在抗休克的同时，果断地进行必要的手术。一方面继续积极抗休克，一方面进行紧急的抢救性手术。

3.补充血容量(扩容治疗)

有效血容量降低是休克早期共同特征。能否快速补充有效血容量是抢救休克成败的关键之一。参照治疗过程中病人的反应，并参考中心静脉压(CVP)，有条件者监测肺动脉楔压(PAWP)。补液过程中应警惕输液过速或过多，如出现气短或肺底部罗音，为左心衰竭的征象。

（1）补液的种类:晶体液可补充失血性休克时缺失的组织间液而提高复苏成功率;胶体液补充血容量迅速,可避免间质液过度扩张。

扩容试验平衡液:林格液以 10～20mL/min,快速静滴 20～30min,如血压回升表示血容量不足。应继续扩容使血压稳定。

（2）补液量和速度:要根据休克的病因和程度以及监测时有关参数来定。

（3）高张高渗液:近年研究表明,高张盐液（7.5％氯化钠）、高张高渗液（7.5％氯化钠、12％右旋糖酐-70）补充血容量有良好的效应。

高张高渗液尤其适用于院前液体复苏。高张盐液和胶体液应用于创伤、失血性休克,可增加血浆容量而致前负荷增加,一般应用 4mL/kg,可扩容 8～12mL/kg。

4.血管活性药

使用血管活性药时应注意以下几方面:

（1）无论何种类型休克,首先必须在补足血容量的前提下酌情使用血管活性药物。

（2）血管活性药宜用小剂量、低浓度,避免大剂量长期使用。

（3）休克病人血压不宜上升太高,无高血压的病人的收缩压维持在 90～100mmHg,高血压者维持在 100～120mmHg,脉压以 20～30mmHg 为宜,切勿使血压大幅度波动。

（4）使用血管扩张剂后,血压降低以不超过 10～20mmHg 为宜,并严密监测。

5.防治酸中毒

治疗酸中毒的最根本方法,在于改善微循环的灌注状态。同时保持健全的肾功能。根据病情和血气分析结果酌情补碱,同时注意防止电解质紊乱。

不要将计算所得的碳酸氢钠的总量一次性滴入,因这样可引起透过细胞膜的离子迅速转移,有导致心律失常和惊厥的危险。第 1 次快速输入计算所得总量的 1/2,然后根据再次血气分析结果,仍以计算所得的 1/2 量输入。

6.肾上腺皮质激素的应用

主要用于感染性休克、心源性休克和某些顽固性休克病人。

临床上常用的激素有氢化可的松、地塞米松或甲基泼尼松龙。肾上腺皮质激素能增强心肌收缩力,保护肺、肾功能。较大剂量能阻断 α-受体兴奋作用,扩张血管降低周围血管阻力,改善微循环,并可增加细胞内溶酶体的稳定性,减低细胞膜的通透性,减少进入细胞的毒素量。

7.纳洛酮

人体在各种应激情况下,导致 β-内啡肽的释放增加,NLX 是纯吗啡受体拮抗剂,能有效地拮抗 β-内啡肽介导的各种效应,迅速逆转低血压。成人剂量 1.2～2.0mg,或 0.02～0.03mg/kg,静脉注射。

8.莨菪类药

莨菪类药物抗休克的机制是多种心血管效应、Ca^{2+} 拮抗作用和保护能量代谢的综合。治疗休克时,宜用大剂量。

9.防治并发症

休克最常见和最重要的并发症包括急性呼吸衰竭、肾功能衰竭、多器官衰竭及 DIC 等,要及时识别并早期治疗。

10.其他

对症、支持疗法,适当应用抗生素,防止继发感染。

五、低血容量性休克

低血容量性休克主要指大出血而引起的休克。早期主要由于循环血量的骤减所致。大出血首先造成血容量的绝对减少,静脉回心血量的减少,导致心输出量减少。

出血时机体的反应取决于出血的量和速度。缓慢而少量的出血,机体可通过血液和循环等方面的代偿机制而得到代偿。严重创伤亦引起有效循环血量不足,此种低血容量最常见的原因也是出血,另一重要原因为细胞外液迅速转移到因物理、化学、烧伤或细菌等因素而受伤的部位。创伤引起休克的起初原因总是低血容量,其结果是引起组织和重要器官的灌注不足。

(一)诊断

临床上常见的内出血有外伤性脾破裂、手术后出血、胃十二指肠溃疡出血、肝癌并发的出血、胸主动脉瘤破裂出血等。手术后大血管结扎处脱落引起的大出血,血压往往可从原来的高度突然下降,甚至测不到。

体征检查也十分重要,无论是胸腔或腹腔中的大出血,都会有胸、腹腔积液的征象。胸部叩诊、听诊,腹部叩诊和检查移动性浊音,都能作出胸、腹腔积液的诊断。

当初步诊断可能有内出血时,应动态监测红细胞计数和血红蛋白。胸、腹腔穿刺,对诊断也很有帮助,如穿刺抽得不凝血,则有诊断意义。必要时应作腹部超声检查以及诊断性腹腔灌洗。

(二)救治措施

除了必须遵循一般休克治疗的原则以外,主要是针对出血的原因予以治疗。同时根据休克的发展和并发症,病人的年龄以及其原来心血管系统的功能情况等决定治疗措施。其中最重要的是及时止血和正确地补充血容量。

1.外出血的治疗

在创伤性出血时,首先遇到的问题是制止出血。止血的方法,在有条件时应作正规的清创术及手术止血。此外,还可根据出血的情况采用大动脉出血的临时止血法和局部加压包扎等。

2.内出血的治疗

当怀疑休克是由于内出血引起,就应在准备大量输血的同时进行紧急手术,当然,此时的手术方法应该力求简单,主要目的是止血。

不去设法制止出血,只顾用输血来补充血量以纠正休克状态,是无效和错误的,治疗出血的首要任务是止血。但在设法止血的同时,很多时候尤其是对有大量出血者,必须进行积极的补容治疗,以有效地提升血压纠正休克。

3.补充血容量

休克时补液不单是补充循环血容量,更重要的目的是改善微循环、改善血液高凝状态,而使组织能进行有效血流灌注,以改善微循环的营养物质供应及废物的排出。只有改善血高凝状态,使血液稀释,才能改善微循环,增加回心血量,提高心搏出量,提高血压,从而增加各主要脏器的血流。可应用 7.5％高张盐液或高张高渗液(7.5％氯化钠、12％右旋醣酐-70)4mL/kg,静脉输注。

4.严重创伤的救治

处理多发性创伤的严重病人,在搬动病人作 X 线检查或其他检查时可能进一步引起创伤及血容量降低,故必先纠正血容量。如必须进行手术控制严重的出血,亦必须同时补充血量。

处理创伤性休克的另一重要原则是,如经大量输入血容量扩张剂后才使血压正常,应考虑到这只是暂时掩盖了一处引起严重低血容量的隐蔽而致命的创伤,而并非已经得到矫治。此时可能是手术治疗的最好时机,此种情况常发生于肝脏、心脏及大血管损伤,由于压塞而获得暂时的低血压性止血。

对严重创伤病人,只对危及生命的创伤作必要的手术处理,并给予心肺方面的支持治疗。

六、感染性休克

感染性休克是由各种病原微生物及其毒素、或通过抗原-抗体复合物激活机体潜在反应系统,使网状内皮系统功能损害,神经-内分泌系统反应强烈,分泌过量儿茶酚胺类物质,导致微血管痉挛,微循环障碍,重要脏器灌注不足,代谢紊乱。

(一)诊断

1.临床表现

(1)感染史:注意急性感染、近期手术、创伤、器械检查以及传染病流行史。广泛非损伤性组织破坏和体内毒性产物的吸收也易发生感染性休克,表现为寒战、高热、多汗、出血、栓塞、衰弱等。

(2)脑:轻者烦躁不安,重者昏迷抽搐。

(3)皮肤:注意皮肤的色泽、温度、湿度,根据四肢皮肤冷暖差异可分为"暖休克"和"冷休克"。

(4)肾:肾脏血流量大,占全身血流量的25%,休克时血流重新分配,出现肾脏动脉收缩,肾灌注量减少,造成少尿或无尿,肾缺血又引起肾小管坏死。影响尿液的浓缩和稀释及酸化功能,出现低比重尿。

(5)肺:氧分压(PaO_2)、氧饱和度和呼吸改变是感染性休克时肺功能减退的可靠指标,主要表现为呼吸急促、皮肤和口唇发绀等缺氧表现。

(6)心:因血管收缩、血压下降、冠状动脉灌注不足,心肌缺血、缺氧等造成心功能损害,心排量减少,进一步加重休克。

(7)胃肠和肝:感染性休克时胃肠和肝可发生充血、水肿、出血和微血栓形成,消化道常发生应激性溃疡、出血、糜烂;肝细胞因内毒素和缺血缺氧而发生坏死。

(8)造血系:由于内毒素作用,常发生造血抑制,尤其血小板数可出现进行性下降,各项凝血指标下降,临床出现DIC。

2.辅助检查

(1)血常规:感染性休克时血白细胞总数多升高,中性粒细胞增加,核左移;但若感染严重,机体免疫力明显下降时,白细胞总数可降低,红细胞压积和血红蛋白增高,提示血液浓缩,并发DIC时,血小板数进行性下降。

(2)尿和肾功能:当有肾衰时,尿比重由初期偏高转为低而固定,血肌酐和尿素氮升高,尿与血的肌酐浓度之比<1:5,尿渗透压降低,尿/血浆渗透压的比值<1.5,尿钠排出量>40mmol/L。

(3)血气分析:常有低氧血症、代谢性酸中毒。而$PaCO_2$早期由于呼吸代偿而可轻度下降,呈呼吸性碱中毒,晚期出现呼吸性酸中毒。

(4)血清电解质：血钠和氯多偏低，血钾高低不一。

(5)出血、凝血各项指标多有异常改变，常符合 DIC 诊断。

(二)救治措施

1.控制感染

在明确病原菌前，一般以控制革兰阴性杆菌为主，兼顾革兰阳性球菌和厌氧菌，选用杀菌药，避免用抑菌药，给药方式以静脉用药为主。休克时肝、肾等器官常受损，故在选择抗生素的种类、剂量和给药方法上，应予以注意。

2.扩容治疗

感染性休克时均有血容量不足。根据红细胞压积、CVP 和血流动力学监测选用补液种类，掌握输液速度，原则上晶体、胶体交替输注，盐水、糖水交替输注，有利于防止肺水肿和心力衰竭的发生。

3.血管活性药和血管扩张剂的应用

感染性休克时血压下降，临床多采用多巴胺和间羟胺(阿拉明)。莨菪类药物在感染性休克救治上常有较好效果。纳洛酮可阻断 β-内啡肽等物质的降压作用而使血压回升，同时有稳定溶酶体膜、降低心肌抑制因子的作用，使心排量增加。中药丹参、川芎等具有降低血液黏度、开放毛细血管网、扩张微血管、疏通微循环等作用，此外，尚有抗凝、调整纤溶和清除氧自由基等作用，在感染性休克中也可应用。

4.改善细胞代谢

(1)纠正低氧血症：一般吸氧未能取得明显效果时，尽早进行机械辅助呼吸。

(2)补充能量，注意营养支持：要求每日热量不低于 8400kJ(2000kcal)。

5.肾上腺皮质激素

肾上腺皮质激素具有抗炎、抗病毒、抗休克等作用，还具有稳定溶酶体和减轻毒素对机体的损害作用。

6.纠正酸碱、水、电解质失衡

代谢性酸中毒多采用5%碳酸氢钠溶液静脉输注，具体剂量应根据血气分析计算结果,首次用 1/2 量。

7.防治各种并发症

脓毒血症和感染性休克常可导致各类脏器损害,如心功能不全、心律失常、肺水肿、消化道出血、DIC、急性肾衰、肝功能损害和 ARDS 等,尤其须警惕 MODS 的发生,并应作相应救治处理。

七、心源性休克

心源性休克是心脏功能极度减退,心室喷血或充盈障碍,导致心排量过低,各重要器官和外周组织灌注不足而发生一系列代谢和功能障碍的综合征。最常见的为急性心肌梗死所引起的心源性休克。

(一)诊断要点

心源性休克典型表现发生在急性心肌梗死后,也可继发于其他种类心脏疾患的急性发病,临床表现与其他休克相似;肺梗死所致心源性休克表现为起病急剧、剧烈胸痛、咳嗽、咯血、气急,可在 1h 内死亡。心脏压塞引起者病情发展快,有低血压、脉压小、奇脉、心音遥远微弱、心率过快、肝肿大,心电图有 ST-T 改变,但无 Q 波。

(二)鉴别诊断

1.休克伴呼吸困难

在心源性休克并发左心室衰竭和肺水肿时可出现严重气急,但需注意与 ARDS 鉴别,后者常因创伤、休克、感染等引起肺泡表面活性物质破坏,肺顺应性下降,肺泡功能低下,气体弥散功能障碍,肺内通气与血流比率失调,肺分流增加,引起进行性低氧血症和极度呼吸困难,但能平卧;肺 X 线表现肺门变化不大,周边明显,气管内有血浆渗出物;PAWP 可以不高。

2.休克伴 DIC

后者常在血液凝血机制障碍、羊水栓塞、妊娠高血压综合征、严重创伤和感染等情况下出现。心源性休克发展至晚期也可导致 DIC,但 DIC 也可无休克期或在休克早期出现。

3.休克伴昏迷

心源性休克引起脑灌注减少,致脑缺血、水肿及细胞功能受损,病人可出现烦躁不安,易激动,早期很少发生昏迷。昏迷出现较早者,应考虑颅内疾病(如脑膜炎、脑炎、脑卒中等)或其他病因(如严重水、电解质失衡,肝、肾功能衰竭,血浆渗透压异常改变等)。

4.休克伴心电改变

心源性休克最常见于急性心肌梗死,故有特异性心电改变,包括异常 Q 波、ST-T 变化和严重心律失常;而心肌炎、心肌病有相应 ST-T 心电改变,心脏压塞或炎症有低电压、S-T 抬高,T 波高耸或倒置。电解质失衡中常见的低钾、镁,其心电改变明显,可出现交替电压、Q-T 延长、室速、尖端扭转型室速等。

(三)救治措施

绝对卧床休息,吸氧,建立血管通道,严防输液量过多、速度过快。剧痛时宜用罂粟碱、哌替啶、吗啡等一般处理,同时采取如下措施。

1.病因治疗

急性心肌梗死可采用活血化淤、溶栓等治疗。心脏压塞者及时行心包穿刺放液或切开引流,心脏肿瘤宜尽早切除。严重心律失常者应迅速予以控制。

2.血管活性药与血管扩张剂

前者(多巴胺、多巴酚丁胺、间羟胺等)可提高血压,恢复生命器官的灌注;后者(硝酸盐、酚妥拉明、硝普钠等)扩张动、静脉,增大脉压,改善微循环。降低肺动脉压有利于减轻心脏前负荷,解除支气管痉挛,提高通气量,纠正低氧血症,防止肺水肿。酚妥拉明尚有加强心肌收缩力和治疗心律失常等作用,故联合使用更为合理,但要注意两者合适比例,使其既能维持血压,又能改善微循环。

3.控制补液量,注意输液速度

成人每日液体量应控制在 1500mL 左右。

4.强心药

临床多用血管扩张剂和非洋地黄类正性肌力药物。

5.心肌保护药

能量合剂和极化液对心肌具有营养支持和防止严重快速心律失常作用;1,6-二磷酸果糖(FDP)在心源性休克中具有较好的外源性心肌保护作用。

6.中医中药

中医主张宣痹通畅、活血化淤、芳香温通、辨证论治。目前临床应用麝香保心丸、救心丹、补心益气参附汤、生脉散、四逆汤等均有一定疗效。丹参注射液不但具有活血化淤功效,且具有清除氧自由基和保护细胞线粒体的功能。

八、过敏性休克

过敏性休克是一种严重的过敏反应,若不及时抢救,可在10min内发生死亡。本病绝大多数为药物所引起,发病年龄以20~40岁青壮年居多,老年及小儿病人也有发生。

(一)诊断

病人呈闪电样发作,常表现为应用致敏药物后15min内发生严重反应,少数病人可在30min后甚至数小时后才发生反应。

早期临床表现主要为全身不适,口唇、舌及手足发麻,喉部发痒,头晕眼花、心慌、胸闷、恶心、呕吐、烦躁不安等。随即全身大汗、脸色苍白、唇部发绀、喉头阻塞、咳嗽、气促、呼吸困难、四肢厥冷、皮肤弥漫潮红、手足浮肿,严重者昏迷及大小便失禁。体格检查可见球结膜充血、瞳孔缩小或散大、对光反应迟钝、神志不清、咽部充血、心音减弱、心率加快、脉搏微细、血压下降,可降至60~50/20~10mmHg。有肺水肿者,双下肺可闻及水泡音及罗音。

根据病情有明确致敏药物史,迅速发生上述临床表现,即可作出诊断。

(二)救治措施

立即停用致敏药物,测量血压和触摸脉搏及观察呼吸等;立即注射肾上腺素、皮质激素、升压药、脱敏药等。必须就地抢救,不可搬动;身体平卧,千万不可强调困难而转院,失去抢救机会。

1.肾上腺素

小儿每次用1:1000浓度0.02~0.025mL/kg,成人用0.5~1mg,肌内注射,也可在原来注射药物处肌内注射,以减少致敏药物的吸收,同时又有抗过敏作用。肾上腺素的作用短暂,如首次注射后不见效果,可考虑10~15min内重复注射。

2.肾上腺皮质激素

可用地塞米松10~20mg/次,或氢化可的松100~200mg/次。

3.升压药

常用间羟胺10~20mg,多巴胺20~40mg静注或肌内注射。

4.脱敏药

可用异丙嗪(非那根)25~50mg及阿司米唑(息斯敏)、赛庚啶和钙剂等。

5.氧气吸入

适宜于病情严重的病例,对改善呼吸衰竭有良好的效果。

6.输液

输入适量液体,有改善全身及局部循环的作用,同时促进过敏物质的排泄,但输液不宜过快,一般以10%葡萄糖盐水1000mL为宜。

第三节　急性呼吸窘迫综合征

急性呼吸窘迫综合征(ARDS)是指由心源性以外的各种肺内外致病因素导致的急性进行性缺氧性呼吸衰竭,其病理基础是由多种炎症细胞(巨噬细胞、嗜中性粒细胞和淋巴细胞等)介导的肺脏局部炎症反应和炎症反应失控所致的肺毛细血管膜损伤。临床表现为呼吸频数和呼吸窘迫、顽固性低氧血症。胸部 X 线显示双肺弥漫性浸润影,后期常并发多器官功能衰竭。急性肺损伤(ALI)是 ARDS 的早期表现,而严重的 ALI 即为 ARDS。

一、临床表现

1.往往急性起病,原先心肺功能相对正常,有致 ARDS 相关的肺内或肺外因素。

2.常在原发病后 24～48h 内发生,除原发病的症状外,早期可表现为胸痛、呼吸频率增快、过度通气,随着病情的发展出现呼吸窘迫、发绀、顽固性低氧血症等,并呈进行性加重。

3.呼吸频数和呼吸窘迫是 ARDS 的主要临床表现。呼吸频率大于 20 次/min,并进行性加快,可达 30～50 次/min,甚至达 60 次/min 以上。随着缺氧的出现和加重,临床表现可有心率增快>100 次/min,焦虑、烦躁不安,甚至意识障碍。常规氧疗不能缓解。

4.肺部体检。早期可无异常体征,随后可有少量干、湿性罗音,辅助呼吸肌运动增强等。

二、实验室检查

1.动脉血气分析

根据血气分析可了解动脉血氧分压(PaO_2)、血氧饱和度(SaO_2)、肺泡动脉氧分压差($PA-aDO_2$)、动脉分流率(QS/QT)、氧合指数等,是 ARDS 诊断和评价病情严重程度的主要指标。PaO_2 与氧合指数(PaO_2/FiO_2)是反映 ARDS 低氧血症程度的主要指标,将 ARDS 分为早期的 ALI 和后期的 ARDS,并与 ARDS 病人的预后直接相关,该指标也常用于肺损伤的评分。QS/QT 可用于病情分级,正常小于 15%,轻度大于 15%,中度大于 25%,重度大于 35%。肺泡动脉氧分压差($PA-aDO_2$)可反应弥散功能和动静脉分流状况。在 ARDS 早期,血气分析常表现为呼吸性碱中毒和不同程度的低氧血症。常规方法高浓度吸氧,低氧血症多难以纠正。当肺损伤恶化到一定程度,低氧血症进一步加重。

2.胸部 X 线检查

早期胸片常为阴性,进而出现肺纹理增加和斑片状阴影,后期为大片实变阴影,并可见空气-支气管征。与心源性肺水肿相比,ARDS 病人胸片中斑片状阴影多分布于外周,而且密度较低。ARDS 的 X 线改变常较临床症状迟 4～24h。

3.CT 扫描

CT 扫描能更准确地反映病变肺区域的大小。CT 上可表现有损伤区肺泡浸润、实变和不张,间质性改变以及非受累区的相对正常。另外,CT 扫描能发现气压伤及小灶性的肺部感染,如间质性肺气肿、脓肿等。

4.床边肺功能监测

ARDS 的床边肺功能检查表现为死腔通气(VD/VT)增加,若大于0.6 则为机械通气指证之一。此外肺顺应性降低,其改变对病情的严重程度及疗效有判定价值。

5.血流动力学监测

肺毛细血管楔压(PCWP)、肺循环阻力(PVR)、QS/QT 及心输出量(CO)等,对诊断、治疗和病情判断极有价值。PCWP 是 ARDS 的诊断条件之一,若 PCWP≤18mmHg 则可排除急性左心衰竭。

三、诊断

ARDS 的诊断包括两个阶段,即肺损伤早期的 ALI 和病情发展到一定程度的 ARDS。2000 年中华医学会呼吸病分会制订了《ALI 急性呼吸窘迫综合征诊断标准(草案)》,内容如下:

1.有发病的高危因素,如脓毒症、多发伤、胃内容物误吸、肺挫伤、重症肺炎、淹溺和急性胰腺炎等。

2.急性起病,呼吸频数和(或)呼吸窘迫。

3.低氧血症。ALI 时氧合指数(PaO_2/FiO_2)$\leqslant$300mmHg,ARDS时氧合指数$\leqslant$200mmHg。

4.胸部 X 线胸片表现为两肺浸润影。

5.肺毛细血管楔压(PCWP)$\leqslant$18mmHg 或临床上能除外心源性肺水肿。

凡符合以上五项可诊断为 ALI 或 ARDS。

四、救治措施

ARDS 是一种急性重危病,早期诊断和治疗对改善预后十分重要。治疗原则包括:积极控制原发病,改善氧合功能,纠正缺氧,保护重要器官功能,防治并发症。

1.祛除病因

积极处理原发疾病,如创伤的处理、骨折的固定、休克的纠正、有效的止血、严重感染的控制、重症胰腺炎的治疗以及羊水栓塞作子宫切除等,将有利于 ARDS 的治疗和改善预后。

2.氧疗

纠正低氧血症是 ARDS 治疗中重要手段。通常早期轻症病人可先面罩高浓度(FiO_2>60%)吸氧,使 PaO_2>60mmHg 和 SaO_2>90%。如血氧分压不能改善<60mmHg,则进行机械通气。

3.机械通气

目前认为机械通气是治疗 ARDS 的主要手段,多数学者认为诊断确立,即进行机械通气。早期轻症病人可试用无创性通气方法,如鼻(面)罩通气,高频通气、持续性气道正压通气(CPAP)、双水平气道内正压通气(BiPAP)等;多数病人需要行气管插管或切开作机械通气。在应用呼气末正压通气(PEEP)时,应选择"最佳 PEEP",即用最小 PEEP 值达到最佳的血氧效果。PEEP 从低水平开始,先用 3~5cmH_2O($1cmH_2O=0.098kPa$)开始逐渐增加至合适的水平。对血容量不足的病人,适量补充血容量,以代偿回心血量的不足。

　　机械通气中必须进行密切监测,包括气道压力、肺顺应性、潮气量、PEEP、持续氧饱和度和呼吸频率监测等,并根据血气分析调整有关参数。

　　4.维持适当的液体平衡

　　ARDS 的液体疗法应量入为出,以晶体液为主。以最低有效血管内血容量来维持有效循环功能,要避免过多的液体输入加重肺水肿,出入液体量宜轻度负平衡。由于 ARDS 肺毛细血管通透性增加,可致大量胶体渗出至肺间质,故一般认为在 ARDS 的早期,除非伴有低蛋白血症,否则不宜输胶体液。

　　5.其他治疗

　　肺部或全身感染可能是 ARDS 的病因,且在疾病的后期亦常合并细菌或真菌的感染,及时有效地控制感染有助于提高生存率。目前多主张选用针对性强的或广谱抗生素,可联合用药及多途径给药。

　　对于某些原因引起的 ARDS,如创伤、脂肪栓塞综合征、刺激性气体吸入等,应用糖皮质激素对控制 ARDS 病情有一定帮助,主张短程、大剂量、静脉应用,如地塞米松 20～40mg/d,或相应量的甲基强的松龙。

　　治疗中应注意对心脏、肝脏、肾脏、胃肠道功能的监测和保护,防治多器官功能障碍综合征(MODS)。营养支持对病程较长的病人有意义,对机械通气病人给予足够热量,包括碳水化合物、脂肪乳剂、低蛋白血症者补充血浆蛋白。动态监护呼吸、循环、水电解质、酸碱平衡、肝肾功能、氧代谢状况以及生命体征。

第四节 急性弥散性血管内凝血

一、基本概念

弥散性血管内凝血(DIC)是在许多疾病基础上,致病因素损伤微血管体系,导致凝血活化,全身微血管血栓形成、凝血因子大量消耗并继发纤溶亢进,引起以出血及微循环衰竭为特征的临床综合征。

DIC 不是一个独立的疾病,而是众多疾病复杂病理过程中的中间环节。急性 DIC 起病急骤,病情进展迅速,预后极差,死亡率高达 31%～86%,血流感染为其主要诱因,并以出血症状为主,病理生理的特征以凝血因子消耗占优势,是血液系统的危急重症。

二、常见病因

1.严重感染

各种感染性疾病是 DIC 发病的主要病因之一,占 DIC 的 30%～40%。严重感染可造成白细胞被大量破坏,释放的溶酶体激活内、外源性凝血系统,其中以革兰阴性细菌血流感染、肾综合征出血热和急性重症肝炎最为常见。据报道,暴发型流脑 DIC 发生率为 18.5%,肾综合征出血热 DIC 发生率为 30.3%～76.8%,急性重症肝炎 DIC 发生率约 23%。引起 DIC 的常见感染性疾病有以下几种:

(1)细菌感染:①革兰阴性菌感染:如脑膜炎球菌、伤寒杆菌、大肠埃希菌、铜绿假单胞菌、变形杆菌、流感杆菌、痢疾杆菌等引起的感染;②革兰阳性菌感染:如金黄色葡萄球菌、肺炎球菌、链球菌、炭疽杆菌等引起的感染。革兰阴性杆菌产生的内毒素和革兰阳性菌产生的外毒素为促凝物质,具有组织因子的活性,可启动外源性凝血系统。

(2)病毒感染:肾综合征出血热、重症肝炎、麻疹、风疹、恶性水痘、乙型脑炎、登革热、重症流感、传染性单核细胞增多症等。

(3)立克次体感染：斑疹伤寒、羌虫病。

(4)支原体感染：小儿支原体肺炎。

(5)真菌感染：曲霉菌、毛霉菌、白色念珠菌血流感染等。

(6)寄生虫感染：恶性疟疾、钩端螺旋体病、回归热等。

2.恶性肿瘤

占 DIC 的 25%～35%，近年来有上升趋势。恶性肿瘤并发 DIC 常见于一些消化道的黏液腺瘤（如胰腺癌、肠癌等），大多伴广泛转移；急性白血病中以急性早幼粒细胞白血病最为常见；其他肿瘤如淋巴瘤、前列腺癌等也有发生。肿瘤及白血病细胞破坏时所释放的病理产物可启动外源性凝血系统。

3.病理产科

占 DIC 的 5%～10%。常见病因有羊水栓塞、前置胎盘、死胎滞留、胎盘早剥、感染性流产、重症妊娠高血压综合征（先兆子痫）、药物引产等，以羊水栓塞最常见。这些病理产科释放的组织因子可启动外源性凝血系统。

4.手术及创伤

占 DIC 的 5%左右。可见于胃、肺、胰腺、脑、前列腺、子宫等手术，亦可见于体外循环、器官移植、门静脉高压分流术等大手术。广泛骨折、大面积烧伤、挤压综合征、蛇咬伤、脑组织创伤、冻伤、电击伤时，亦常发生 DIC。原因是受损的器官释放组织因子，诱发 DIC。

5.严重中毒或免疫反应

毒蛇咬伤、输血反应、移植排斥等也易致 DIC。

6.其他

如恶性高血压、巨大血管瘤、急性胰腺炎、溶血性贫血、急进型肾炎、糖尿病酮症酸中毒、系统性红斑狼疮、中暑等都可诱发 DIC。

三、发病机制

正常情况下，人体的凝血、抗凝、纤溶系统保持动态平衡。如果血管内皮细胞受到损伤、过多的促凝物质进入血液,血液淤滞、酸度增加、网状内皮系统功能受损等都可破坏上述平衡,导致血管内凝血。各种病因引起DIC的发病机制不尽相同,主要有以下几方面:

1.组织和血管内皮损伤

上述各种致病因素均可导致血管内皮损伤,激活凝血因子Ⅻ,从而启动内源性凝血系统;同时损伤的血管内皮可释放组织因子,激活外源性凝血系统;感染、肿瘤溶解、手术创伤等因素可导致组织因子或组织因子类物质释放入血,直接激活外源性凝血系统,蛇毒等外源性物质亦可激活此途径,或直接激活凝血因子Ⅹ、凝血酶原。内、外源性凝血系统激活的共同后果是生成凝血酶,使纤维蛋白原变为纤维蛋白,即红色血栓,造成血管内凝血;血管内皮损伤导致前列环素I_2(PGI_2)合成减少,血小板聚集形成白色血栓。

2.血小板活化

各种炎症反应、药物、缺氧等可诱发血小板聚集及释放反应,通过多种途径激活凝血系统。

3.纤溶系统激活

大量凝血因子、血小板在DIC过程中的消耗,使血液由高凝状态逐渐转为低凝状态。上述致病因素同时通过直接或间接方式激活纤溶系统,使纤溶酶原变为纤溶酶,溶解纤维蛋白原、凝血因子Ⅴ和Ⅷ。纤维蛋白及纤维蛋白原经纤溶酶消化先后形成碎片Ⅹ、Ⅴ、D和E,称之为纤维蛋白(原)降解产物(FDP)。FDP具有强烈的抗凝作用,能干扰纤维蛋白单体的聚合和血小板聚集,对抗凝血酶及影响凝血活酶的生成,致凝血-纤溶平衡进一步失调。

研究表明,由炎症等导致的单核细胞、血管内皮组织因子过度表达及释放,某些病态细胞(如恶性肿瘤细胞)及受损伤组织的组织因子的异常表达及释放,是DIC最重要的始动机制。凝血酶与纤溶酶的形成是DIC发生过程中导致血管内微血栓、凝血因子减少及纤溶亢进的两个关键机制。在此过程中,炎症和凝血系统相互作用,炎症反应可损伤自身组织、器官,导致器官功能障碍,并可诱发凝血过程,而一旦 DIC 启动后所产生的凝血酶及其他丝氨酸蛋白酶反过来推动炎症反应的发展,二者相互作用,相互促进,形成恶性循环。感染时蛋白 C 水平降低且激活受抑,导致抗凝系统活性降低,加剧了 DIC 的发生。

四、临床特征

DIC 的临床表现因原发病不同而差异较大。一般急性 DIC 的高凝血期以休克及血栓形成引起的脏器功能障碍为主要表现,消耗性低凝血期及继发性纤溶亢进期以出血为主要表现。

1.出血

特点为自发性、多部位出血(至少 3 个非相关部位的出血),部位可遍及全身,可表现为皮肤、黏膜大片瘀斑和出血点,鼻衄、牙龈出血,伤口及穿刺或注射部位出血不止;其次为某些内脏出血,如咯血、呕血、尿血、便血及阴道出血,严重者可发生颅内出血导致迅速死亡。

2.休克或微循环衰竭

DIC 诱发休克的特点不能用原发病解释,顽固不易纠正,一过性或持续性血压下降,早期即出现肾、肺、大脑等器官功能不全,表现为肢体湿冷、少尿、呼吸困难、发绀及神志改变等。约有半数患者发生休克,大多在 DIC 早期,休克程度与出血量不成正比,常规抗休克治疗效果往往不佳。顽固性休克是 DIC 病情严重、预后不良的征兆。

3.微血管栓塞

微血管栓塞广泛分布,浅表栓塞多发生于肢端、鼻尖、耳垂及胸背等部位的皮肤,以及口腔、消化道、肛门等部位的黏膜,表现为皮肤发绀、疼痛,临床上较少出现局部坏死和溃疡。深部器官微血管栓塞导致的器官衰竭在临床上较常见,可表现为顽固性的休克、呼吸衰竭、意识障碍、颅内高压和肾衰竭等,严重者可导致多器官功能衰竭。

4.微血管病性溶血

较少发生,表现为进行性贫血,贫血程度与出血量不成比例,偶见皮肤、巩膜黄染。

5.分型和分期

(1)分型:①根据起病缓急可分为:急性型(数小时至2天内发病)、亚急性型(数日至数周内发病)和慢性型(病程数月至数年)。急性DIC表现为皮肤、黏膜和(或)大血管内微血栓形成,导致多器官功能障碍。亚急性和慢性DIC出血症状和器官功能障碍相对少见。②国际血栓与止血学会(ISTH)/科学标准化学会(SSC)根据DIC的进展将其分为两种类型:即主要表现为止血功能障碍失代偿阶段的显性DIC和止血功能障碍代偿阶段的非显性DIC。显性DIC即临床典型DIC,包含了既往分类、命名的急性DIC与失代偿性DIC;非显性DIC即pre-DIC,包含了慢性DIC与代偿性DIC。

(2)分期:根据血液凝固性、出血和纤溶状况,可分为pre-DIC期、高凝血期、消耗性低凝血期和继发性纤溶亢进期。pre-DIC期是指在DIC基础疾患存在的前提下,体内与凝血及纤溶过程有关的各系统或血液流变学发生一系列的病理变化,但尚未出现典型的DIC症状或尚未达到DIC确诊的亚临床状态。在这一阶段,凝血因子的消耗仍可由肝脏合成补充,因此又被称为代偿期DIC。

五、辅助检查

DIC的辅助检查包括两方面:一是反映凝血因子消耗的证据,包括凝血酶原时间(PT)、活化的部分凝血活酶时间(APTT)、纤维蛋白原浓度及血小板计数;二是反映纤溶系统活化的证据,包括纤维蛋白降解产物(FDP)、D-二聚体、3P试验。

1.PT或APTT

在病程中50%～60%的DIC病例是延长的,这主要归之于凝血因子的消耗和合成受损,后者由于肝功能损害、维生素K的缺乏或大量出血造成凝血蛋白缺失。近半数DIC患者的PT和APTT正常甚至缩短,其原因是DIC患者循环中存在活化的凝血因子,如凝血酶或因子

Xa,后者可加速凝血酶的生成。因此,PT 和 APTT 正常并不能排除凝血系统的活化,需反复检测,尤其应强调:检测的是 PT 而非国际标准化比率(INR),INR 仅用于口服抗凝剂的监测。

2.纤维蛋白原(Fg)

Fg 测定已作为 DIC 诊断的有用方法,但其在许多患者中并非有效。Fg 作为一种急性相反应蛋白,尽管在 DIC 进程中被消耗,但在很长一段时间内,其血浆水平可仍保持在正常范围内。统计显示:Fg 水平降低在诊断 DIC 中的灵敏度仅为 28%,超过 57%患者 Fg 水平正常,连续测定 Fg 对 DIC 的诊断更为有用。

3.血小板计数

血小板计数减少或明显的下降趋向是反映 DIC 的敏感征象。98%的 DIC 病例具有血小板减少的征象,将近 50%的病例血小板计数<50×10⁹/L。低血小板数与凝血酶生成的标记呈强相关,因为凝血酶诱导血小板聚集是造成血小板消耗的主要因素。单项血小板计数测定并不是很有帮助,因最初的血小板数可保持在正常范围。正常范围内的血小板数持续下降可提示凝血酶的生成活跃,血小板数稳定则提示凝血酶生成已中止。血小板数减少对 DIC 并非唯一原因,因为许多与 DIC 相关的潜在疾患如急性白血病或血流感染,在无 DIC 的情况下亦可引起血小板数减少。

4.纤维蛋白降解产物(FDP)和 D-二聚体

DIC 患者除凝血酶生成增加外,纤溶活性也同时增强。纤溶活性的强弱可通过 FDP 测定来反映,但是,FDP 测定并不能区分交连纤维蛋白降解产物和纤维蛋白原降解产物,从而限制了 FDP 检测的特异性。目前,已有检测降解的交连纤维蛋白抗原的方法问世,它主要检测纤溶酶降解的交连纤维蛋白片段,但必须指出,许多非 DIC 疾病,如创伤、近期手术后或静脉血栓栓塞性疾病也可引起 FDP 和 D-二聚体升高。同样,因为 FDP 是通过肝脏代谢及肾脏分泌的,因此,肝肾功能不全可影响 FDP 的水平。据此,FDP 和 D-二聚体不能作为 DIC 诊断的唯一证据。但是,在 DIC 进程中,当 D-二聚体水平升高,并伴有血小板持续下降和凝血试验改变,FDP 是一个有效的提示性指标。此外,FDP 和 D-二聚体也可鉴别 DIC 与伴血小板下降、凝血时间延长的其他疾病,如慢性肝病等。

可溶性纤维蛋白单体(SF)测定在 DIC 具有理论意义,它影响凝血酶作用于纤维蛋白原。因 SF 仅在血管内生成,不影响血管外局部炎症或创伤时纤维蛋白形成。大多数临床研究显示,该试验诊断 DIC 的敏感性为 90%～100%,但其特异性很低。

六、诊断思路

DIC 必须存在基础疾病,结合临床表现和实验室检查才能作出正确诊断。由于 DIC 是一个复杂和动态的病理变化过程,不能仅依靠单一的实验室检测指标及一次检查结果得出结论,需强调综合分析和动态监测。

(一)国内诊断标准

1.临床表现

(1)存在易引起 DIC 的基础疾病。

(2)有下列一项以上临床表现:①多发性出血倾向;②不易用原发病解释的微循环衰竭或休克;③多发性微血管栓塞的症状、体征,如皮肤黏膜栓塞、灶性缺血坏死、脱落或溃疡形成及早期出现不明原因的肺、肾、脑等脏器功能衰竭。

2.实验室检查

同时有下列 3 项以上异常:

(1)血小板计数$<100×10^9/L$ 或呈进行性下降,肝病、白血病患者血小板计数$<50×10^9/L$。

(2)血浆纤维蛋白原含量$<1.5g/L$ 或进行性下降,或$>4g/L$,白血病及其他恶性肿瘤$<1.8g/L$,肝病$<1.0g/L$。

(3)3P 试验阳性或血浆 FDP $>20mg/L$,肝病、白血病 FDP

＞60mg/L，或 D-二聚体水平升高或阳性。

(4)PT 缩短或延长 3s 以上，肝病、白血病延长 5s 或 APTT 缩短或延长 10s 以上。

(二)国际血栓和止血学会(ISTH)标准

该标准使用简单易行的检测项目(包括血小板计数、凝血酶原时间、纤维蛋白原浓度、纤维蛋白相关标记物)对 DIC 进行积分，较为规范和标准。ISTH 的显性 DIC 积分系统见表 1-1;ISTH 的非显性 DIC 积分系统见表 1-2。

表 1-1　ISTH 的显性 DIC 积分系统

指标	状态	分值
1.风险评估		
原发疾病	有	2
	无	不适用该标准
2.申请凝血常规检测		
3.凝血常规检测记分		
	＞100	0
血小板计数(×10^9/L)	＜100	1
	＜50	2
	延长＜3s	0
PT(s)	延长 3~6s	1
	延长＞6s	2
	不升高	0
纤维蛋白相关标志物	中度升高*	1
(如 D-二聚体、FDP)	显著升高*	2
纤维蛋白原水平(g/L)	＞1.0	0
	＜1.0	1

指标	状态	分值
4.计算分值		
5.判断标准		
分值≥5分,符合DIC诊断;每天计算一次积分值		
分值<5,提示非DIC;1~2天内重复计分值		

* 各实验室可根据具体情况和需要选择合适的指标,确定本室的升高程度判断标准或界值。

DIC是一动态的病理变化过程,当出血症状明显以及实验室检查血小板降低,APTT、PT与TT延长,Fg降低,FDP增多,D-二聚体阳性时,就提示DIC已发展到中晚期,此时已失去最佳的治疗时机。因此建立非显性DIC的概念在临床工作中至关重要。

表 1-2 ISTH 的非显性 DIC 积分系统

指标	状态	分值
1.风险评估		
原发疾病	有	2
	无	0
2.主要标准		
血小板计数($\times 10^9$/L)	>100	0
	<100	1
PT(s)	延长<3s	0
	延长>6s	1
纤维蛋白相关标志物(如 D-二聚体、FDP)	正常	0
	升高	1
3.特殊标准		

续表

指标	状态	分值
抗凝血酶(AT)	正常	−1
	减低	1
蛋白 C(PC)	正常	−1
	减低	1
凝血酶-抗凝血酶复合物(TAT)	正常	−1
	升高	1
其他	正常	−1
	异常	1

4.计算分值

5.判断标准

分值≥5 分,符合显性 DIC

分值<5,提示 pre-DIC

(三)鉴别诊断

1.重症肝炎

DIC 与重症肝炎的鉴别见表 1-3。

表 1-3　DIC 与重症肝炎的鉴别

	DIC	重症肝炎
微循环衰竭	早期发生,多见	出现晚,少见
黄疸	较轻	较重
肾功能损伤	早期发生,多见	出现晚,少见
红细胞破坏	多见	少见
血浆因子Ⅷ:促凝活性	降低	正常
D-二聚体	增加	正常或轻度增加

2.血栓性血小板减少性紫癜(TTP)

DIC 与 TTP 的鉴别见表 1-4。

表 1-4　DIC 与 TTP 的鉴别

	DIC	TTP
起病及病程	多数急骤,病程短	可急可缓,病程长
微循环衰竭	多见	少见
黄疸	轻,少见	极常见,较重
血浆因子Ⅷ:促凝活性	降低	正常
血管性血友病因子裂解酶	多为正常	多为显著降低
血栓性质	纤维蛋白血栓为主	血小板血栓为主

3.原发性纤维蛋白溶解亢进症

DIC 与原发性纤溶亢进症的鉴别见表 1-5。

表 1-5　DIC 与原发性纤溶亢进症的鉴别

	DIC	原发性纤溶亢进症
病因或基础疾病	种类繁多	多为手术、产科意外
微循环衰竭	多见	少见
微血栓栓塞	多见	罕见
微血管病性溶血	多见	罕见
血小板计数	降低	正常
血小板活化产物	增高	正常
D-二聚体	增高或阳性	正常或阴性
红细胞形态	破碎或畸形	正常

七、救治方法

1.治疗基础疾病及去除诱因

原发病的治疗是终止 DIC 病理过程的最为关键和根本的治疗措

施。在某些情况下,凡是病因能迅速去除或控制的 DIC 患者,凝血功能紊乱往往能自行纠正。根据基础疾病分别采取控制感染、治疗肿瘤、积极处理病理产科及外伤等措施,是终止 DIC 病理过程的最为关键和根本的治疗措施。

2.抗凝治疗

DIC 以凝血途径广泛性活化为特征,因此抗凝治疗是必要的。抗凝治疗的目的是阻止凝血过度活化、重建凝血-抗凝平衡、中断 DIC 病理过程、减轻组织器官损伤、重建凝血-抗凝系统平衡的重要措施。一般认为 DIC 的抗凝治疗应在处理基础疾病的前提下,与凝血因子补充同步进行。临床上常用的抗凝药物为肝素,主要包括普通肝素和低分子量肝素。

(1)作用机制:肝素可与 AT-Ⅲ结合,增加 AT-Ⅲ的活性,继而灭活凝血酶及激活的凝血因子 X,中断凝血过程。低分子量肝素是由普通肝素裂解或分离出的低分子碎片,其抗因子 Xa 与抗凝血酶活性之比为 4:1,从而发挥很强的抗血栓形成作用。低分子量肝素去除了部分与血小板结合的部位,较少引起血小板减少及功能障碍,其对 AT-Ⅲ的依靠性较低,且不诱发 AT-Ⅲ下降,与内皮细胞的亲和力弱,引起肝素诱导性血小板减少及血栓形成者较普通肝素少。

(2)适应证:①DIC 早期(高凝期);②血小板及凝血因子呈进行性下降,微血管栓塞表现明显者;③消耗性低凝期,但病因或诱因短期内不能去除者,需在补充凝血因子后使用。④除外原发病因素,顽固性休克不能纠正者。

(3)禁忌证:①手术后或损伤创面未经良好止血者;②近期有严重的活动性出血;③蛇毒所致 DIC;④严重凝血因子缺乏及明显纤溶亢进者。

(4)使用方法:①普通肝素:一般首剂 5000U 皮下注射,继以每 6~8 小时皮下注射 2500U,一般不超过 12500U/d,使用时监测 APTT,使其延长为正常值的 1.5~2.0 倍时即为合适剂量。急性 DIC 的一般疗程为 3～7 天,当出血基本停止、休克纠正、肾功能损害等改善后,即可开始减量,2～3 天内完全停用。普通肝素过量可用鱼精蛋白中和,鱼精蛋白 1mg 可中和肝素 100U。②低分子量肝素:常规剂量下无需严格血液学监测。剂量为 5000AXaIU(抗 Xa 因子国际单位),1 次或分 2 次皮下注射,根据病情决定疗程,一般连用 3～5 天。血小板计数＜$50×10^9$/L 需减少 50％的药物剂量;血小板计数＜$20×10^9$/L 需停止使用。

3.替代治疗

DIC 时由于大量血小板和凝血因子在微血栓形成过程中被消耗,大大增加了出血的风险,因此在病情控制,或使用肝素治疗后,或在恢复期可酌情输入血小板悬液、新鲜冷冻血浆或纤维蛋白原等,以利于凝血、纤溶间恢复新平衡。然而,替代治疗并非单纯建立在实验室监测结果的基础上,而是主要根据临床有无活动性出血的症状来决定,以控制出血风险和临床活动性出血为目的。适用于有明显血小板或凝血因子减少证据且已进行病因及抗凝治疗、DIC 未得到良好控制、有明显出血表现者。

(1)新鲜冷冻血浆:新鲜冷冻血浆是 DIC 患者理想的凝血因子补充制剂,还有助于纠正休克和微循环障碍。用法为每次 10～15mL/kg 静脉滴注。

(2)血小板悬液:输注指征为未出血的患者血小板计数＜$20×10^9$/L,或者存在活动性出血且血小板计数＜$50×10^9$/L 的 DIC 患者(1 个单位血小板悬液可使血小板数增加 $10×10^9$/L 左右)。

(3)冷沉淀或纤维蛋白原:每个单位冷沉淀中含纤维蛋白原 200～300mg,用法为 0.1～0.15U/kg 静脉滴注,每日 1 次。纤维蛋白原水平较低时,可输入纤维蛋白原,首次剂量 2.0～4.0g,静脉滴注,24 小时内给予 8.0～12.0g,维持血浆纤维蛋白原升至 1.0g/L 以上。纤维蛋白原半衰期长,一般可每 3 天用药 1 次,但因其传播肝炎的可能性大,使用时需谨慎。

(4)人凝血因子Ⅷ及凝血酶原复合物:偶尔在严重肝病合并 DIC 时

考虑应用。

4.溶栓治疗

由于 DIC 存在消耗性的低凝,并常常继发纤溶亢进,因此原则上不使用溶栓药物。

5.其他治疗

(1)支持对症治疗:防治休克,纠正酸中毒、水电解质平衡紊乱,改善缺氧,保护、恢复单核-巨噬细胞系统功能,可预防或阻止 DIC 的发生、发展,促进机体凝血-抗凝血、凝血-纤溶平衡的恢复。山莨菪碱应用于 DIC 早、中期,有助于改善微循环及纠正休克,用法为每次 10~20mg 静脉滴注,每日 2~3 次。

(2)纤溶抑制药物治疗:临床上一般不使用,仅适用于已经去除或控制 DIC 的基础病病因及诱发因素,并有明显纤溶亢进的临床及实验证据,继发性纤溶亢进已成为迟发性出血主要或唯一原因的患者。常用药物有:①抗血纤溶芳酸(PAMBA):每日 400~800mg 静脉滴注;②氨甲环酸:每日 500~1000mg 静脉滴注;③抑肽酶:每日 8 万~10 万 U 静脉滴注。

(3)糖皮质激素治疗:不作常规应用,但下列情况可予以考虑:①基础疾病需糖皮质激素治疗者;②感染性休克合并 DIC 经抗感染治疗已经有效者;③并发肾上腺皮质功能不全者。

八、最新进展

(一)对 DIC 发病机制的新认识

既往将 DIC 的启动机制重点放在"内源性凝血途径"上,近年的研究则认为"外源性凝血途径"主导了凝血系统的激活,而"内源性凝血途径"可能更多地在 DIC 的进展及纤溶激活中发挥作用。人体的各组织、器官(如内皮细胞、白细胞、肺、脑、胎盘等)内广泛存在组织因子(TF),即凝血因子Ⅲ,当各种病因致组织、血管损伤及白细胞激活后释放大量组织因子入血,Ⅲ因子通过激活Ⅶ因子而启动了外源性凝血途径。在灵长类动物的试验中,抗组织因子单克隆抗体和抗因子Ⅶa可完全抑制败血症或内毒素引起的 DIC 过程,并降低其病死率;另一方面,在动物试验与临床试验中,基因重组的组织因子途径抑制物(TFPI)可减轻败血症 DIC 的病理损伤并降低病死率,它是外凝途径的主要抑制剂。相反,在内毒素血症或给志愿者注入内毒素后没有接触系统的活化,抑制接触因子也不能预防凝血的过程。上述研究表明,DIC 的凝血活化主要是由外源性凝血途径介导的,而接触系统不起主要的作用。虽然 TF 和外源性凝血途径在 DIC 的启动中扮演了重要角色,但凝血酶的持续产生和弥散尚须依赖于其他因素的作用:内源性凝血途径的激活使凝血酶得以持续生成,继而导致了内生性抗凝因子(如抗凝血酶Ⅲ、蛋白 C、蛋白 S、TFPI)的大量消耗,带阴电荷的磷脂表面的暴露增加亦推动了凝血过程的发展。

(二)DIC 的实验室诊断趋向于分子标志物水平的测定

1.反映血管内皮细胞损伤的标志物

①内皮素-1(ET-1)由血内皮细胞合成和分泌,是最强的缩血管物质,亦是重要的促凝、抗纤溶因子,用于估计 DIC 的预后。②凝血酶调节蛋白(TM)是存在于血管内皮细胞表面的一种凝血酶受体,其主要功能是通过与凝血酶结合,促使蛋白 C 激活从而调控血液凝固。内皮细胞受损后 TM 释放入血,是内皮细胞受损的特异性分子标志物。

2.反映血小板激活的标志物

血小板活化也是 DIC 重要的始动机制,血小板被激活后释放和代谢产物增多,主要包括 β-血小板球蛋白(p-TG)、血小板第 4 因子(PF_4)、血小板颗粒膜糖蛋白-140(GMP-140)、血小板凝血酶致敏蛋白(TSP)、血栓烷 B_2(TXB_2)。

3.反映凝血因子激活的标志物

①组织因子(TF)是存在于全身组织脏器的一种跨膜糖蛋白,是外源性凝血途径的启动因子。②凝血酶原片段$_{1+2}$(F_{1+2})是 Xa 蛋白水解凝血酶原形成凝血酶过程中的降解产物,有 1/5 的肝素抗凝活性、抑制

Xa 复合物激活凝血酶原作用,反映凝血酶的生成。③纤维蛋白肽 A (FPA)是纤维蛋白原在凝血酶作用下转变为纤维蛋白单体过程中最先释放出的肽链片段,反映凝血酶的生成。④纤维蛋白单体(FM),纤维蛋白原经凝血酶水解释放出 FPA 和 FPB 后转变成纤维蛋白单体,其水平的升高提示了凝血途径的激活和凝血酶的产生。⑤可溶性纤维蛋白单体复合物(SFMC):纤维蛋白在与纤溶酶作用下生成的 FDP 结合 FM 形成 SFMC,SFMC 是凝血酶和纤溶酶同时存在的可靠证据。

4.反映抗凝系统活化的标志物

①TFPI 主要由血管内皮细胞产生,是存在于体内的一种天然抗凝物质,抑制依赖 TF 的外源性凝血途径。②凝血酶-抗凝血酶Ⅲ复合物(TAT):当体内凝血系统激活导致凝血酶生成增加时,AT-Ⅲ即与凝血酶以摩尔比 1∶1 相结合成 TAT,从而使 80% 的凝血酶灭活,故 TAT 水平不仅反映了凝血酶生成的状况,而且可较为准确地反映抗凝系统激活的状况。③蛋白 C 活化肽(PCP),系蛋白 C 激活成活化蛋白 C (APC)的直接标志,也是凝血酶产生的间接标志。

5.反映纤溶系统活化的标志物

①FDP 是纤维蛋白或纤维蛋白原经纤溶酶降解的产物,血浆 FDP 的水平升高仅反映纤溶酶的存在。②D-二聚体是纤溶酶水解交联的纤维蛋白所形成的特异性降解产物,是直接反映凝血酶和纤溶酶生成的理想指标。③组织型纤溶酶原激活物(t-PA)、纤溶酶原激活物抑制物-1(PAI-1)对评价 DIC 预后有价值。④纤溶酶-抗纤溶酶复合物(PIC 或 PAP)是直接反映纤溶酶生成的分子标志物。

上述标志物中,SFMC、TAT、F_{1+2}、D-二聚体和 PIC 对识别 pre-DIC 最具价值。

第二章　呼吸系统危重症

第一节　哮喘持续状态

支气管哮喘是由于机体反应、植物神经功能失调所引起的气管、支气管反应过度增高所导致的广泛性、可逆性小支气管炎症及痉挛性疾病,其临床特点为发作性伴有哮鸣音的呼气性呼吸困难,可自行或经治疗后缓解。哮喘严重发作持续 12h 以上未能控制者,称哮喘持续状态。

一、临床表现及诊断要点

1.有反复发作的支气管哮喘病史,本次发作严重,持续 12h 以上,应用一般治疗不能缓解。

2.病人极度呼吸困难,呈张口呼吸,伴咳嗽不畅、大汗淋漓,听诊呼气延长、哮喘音和肺气肿体征。

3.循环障碍,心率增快常大于 100 次/min 或出现奇脉。若循环进一步加重,胸腔压力增高,静脉回心血量减少,可使血压降低。

4.心电图可出现肺动脉高压,如电轴右偏,P 波高尖等,胸部 X 线检查常有肺气肿征。

5.病人有以下特点常为病情严重的象征:①意识障碍;②血液气体分析:$PaO_2 < 60mmHg$,$PaCO_2 > 50mmHg$ 表示病人除有严重缺氧外,还有二氧化碳潴留;③并发气胸或纵隔气肿。

二、鉴别诊断

1.心源性哮喘

有左心病变史,常并有心源性肺水肿,常在夜间睡眠中惊醒,发生呼吸困难,胸片及心电图符合左心疾患,强心利尿剂效果好。

2.气胸

常因咳嗽和在剧烈运动的情况下,突然出现剧烈的胸痛后呼吸困难,叩诊为鼓音,听诊呼吸音减弱,胸片示有气胸征象。

3.上呼吸道梗阻

因异物、肿瘤、炎症等引起的上呼吸道梗阻,可听到局限性哮鸣音,但与哮喘时两肺广泛哮鸣音不同,支气管扩张剂无明显效果。喉部或纤维支气管镜检查可明确诊断。

三、救治措施

哮喘持续状态的救治原则是:①解除支气管痉挛;②纠正缺氧状态;③积极控制感染;④及时对症处理。

1.吸氧

哮喘持续状态时,呼吸困难、心动过速、缺氧均危及生命,应立即给予氧气吸入,用鼻导管或面罩吸氧,鼻导管氧流量 1.5～2L/min,面罩氧流量＞5L/min。根据缺氧情况可适当加大每分钟氧流量,严重缺氧或 $PaCO_2$ 升高时应给予气管插管和机械通气。

2.应用支气管扩张剂

哮喘持续时应立即使用支气管扩张剂物。

(1)氨茶碱:对哮喘持续状态的病人首先用 5～6mg/kg 加入 5％葡萄糖注射液 20mL 稀释后缓慢静注(15～30min 内注射完),继之以 0.6mg/(kg·h)静脉滴注,24h 不超过 1.0g。吸烟者所需剂量较大,可达每小时 0.9mg/kg;有充血性心力衰竭、肺炎与肝病的病人,则适当减量,每小时 0.5mg/kg。如病人同时应用西咪替丁、红霉素,也必须减少用量,因它们干扰肝脏微粒体酶。对伴有心动过速的病人宜选用二羟丙茶碱(喘定)注射液。

(2)糖皮质激素:糖皮质激素主要作用有:①抑制炎症细胞释放炎症介质;②抑制细胞因子的产生;③抑制嗜酸细胞的活化与聚集;④减轻微血管渗出;⑤增强气道平滑肌对 β_2 受体的反应。糖皮质激素可以吸入、口服或静脉滴注,在哮喘持续状态时以静脉给药为宜,待症状减轻后可改为口服。一般首次以地塞米松 5～10mg 静注或加入 250mL 液中静滴,临床主张短疗程 3～5 天。停药要逐渐减量,同时要注意糖皮质激素可引起骨质疏松等副作用,儿童、绝经期妇女慎用。

(3)色甘酸纳:是一种非激素抗炎药,可部分抑制炎症细胞释放炎症介质,可以预防抗原和运动引起的气道收缩,能抑制嗜酸细胞反应。用量为 5mg 雾化吸入或 20mg 喷雾吸入。

3.纠正酸碱和电解质失衡

哮喘持续状态者血钾、钠、氯化物一般正常,但在入量不足或大量应用肾上腺皮质激素,产生低钾血症时,应口服或静脉补充氯化钾。根据血气分析及酸碱度测定,进行调整酸碱失衡,常见的包括呼吸性碱中毒,代谢性酸中毒,代谢性碱中毒及呼吸性酸中毒。为纠正明显代谢性酸中毒,并部分代偿呼吸性酸中毒,可小量应用碳酸氢钠。碳酸氢钠也可使支气管 β 受体对 β 受体兴奋药的敏感性增加,但使用碳酸氢钠时必须有有效的通气状态,应用量宜从小剂量开始。

4.补液

哮喘持续状态因呼吸用力和大量出汗,易发生脱水,痰不易咳出,应适当补液,每日补液 2000～3000mL,补液时注意心脏的功能。

5.积极控制感染

哮喘持续状态时感染机会较多,应酌情加用抗生素,有呼吸道感染时应积极控制感染。可按痰培养和药效试验结果,及时选用有效抗生素。一般可首选青霉素,可与庆大霉素联用。

6.处理并发症

哮喘持续状态时可并发自发性气胸、纵隔气肿、肺不张、肺炎等,应严密观察,及时发现并积极处理。

7.综合救治

在一般救治后症状在 12h 内不能控制,可加用下列药物:多巴胺 10mg、山莨菪碱 10~20mg、雷尼替丁 0.2g、10％硫酸镁 5~10mL 加入 5％~10％葡萄糖注射液 250mL,静脉滴注,20~30 滴/min,每日 1 次。

四、监测与护理

(一)监测

1.一般监测

体温、脉搏、心率、血压;尿量,皮肤及肢端的颜色和温度;神志、瞳孔、神经反射,有无眼球结膜水肿及水肿程度。熟悉掌握病人病情及其变化情况。

2.血气分析监测

目前多采用动脉血气分析,采血前注射器用肝素处理,采血部位一般选择股动脉、肘动脉或桡动脉。采血后须立即排出针尖处的血液和泡沫,速用橡皮胶或软木密封针头。动态监测 PaO_2、$PaCO_2$、pH 值、HCO_3^-、BE 等值的变化。还可采用脉氧仪进行监测,将探头戴于指尖即可了解血氧饱和度(SpO_2)。

3.心电监护

缺氧、酸中毒、使用氨茶碱、西地兰,以及继发电解质紊乱等均可导致心律失常,重者危及生命。心律失常的出现提示病情加重,需要及时处理。

4.中心静脉压(CVP)监测

CVP 可反映血容量的变化,正常值为 5~12cmH_2O(0.49~1.18kPa)。过低提示血容量不足或静脉回流受阻,过高提示补液量过多及心力衰竭。

5.血液生化监测

根据病情需要或变化定期复查电解质、肝肾功能等指标供临床参考。

6.氨茶碱血浓度监测

氨茶碱代谢的个体差异较大,且肝肾功能受损、使用喹诺酮类抗生素等因素可使氨茶碱代谢减慢,易产生毒副作用,甚至心搏骤停而死亡。故应动态观察氨茶碱的血浓度。若血浓度为 $6\sim15\mu g/mL$ 属安全有效范围; $<6\mu g/mL$ 为无效浓度,应加大药物剂量; $>25\mu g/mL$ 为中毒浓度,应立即停用氨茶碱; $15\sim25\mu g/mL$ 为接近中毒浓度,须减少药物剂量。

(二)护理

1.病房环境要求

无烟、无尘、无刺激性气体,无可疑过敏原,无动物皮毛及羽绒制品。安静、温暖、湿润,空气流通,阳光充足。

2.饮食护理

避免摄入过敏性食物(鱼、虾、蛋、奶)及辛辣刺激食物。食用清淡易消化、富有维生素的饮食。哮喘病人可因大量出汗及经呼吸道大量丢失水分,使痰干不易排出及肺不张等,应补足水分。

3.心理护理

哮喘病人多有紧张、焦虑,易因极度呼吸困难而感到恐惧。这些不良的心理因素可加重支气管平滑肌痉挛。应作好心理护理。

4.观察药物的毒副作用

氨茶碱可引起各种心律失常,恶心、呕吐及抽搐等反应,应仔细观察,及时发现及时处理。β_2 受体兴奋剂也可引起心律失常。激素可加重呼吸道感染及口腔真菌感染。氧疗不当可致氧中毒。合并有心脏病者若过分强调水化治疗有可能诱发和加重心衰。

5.呼吸道护理

保持呼吸道通畅。尽量采用咳嗽和体位排痰方式将痰液排出体外,亦可用吸引器负压吸痰。吸痰时间每次不宜超过15s,吸引负压不宜超过50mmHg。痰干者可滴入3～5mL生理盐水湿化吸痰。吸痰管应严格消毒,一次性使用。湿化送入肺内的气体须经湿化瓶或呼吸机上的雾化装置充分湿化。

6.使用呼吸机病人的护理

注意观察呼吸机用后病人情况是否改善,如神志、血压、脉搏、呼吸等,尤其是应用呼吸机的头几个小时内;注意潮气量是否适当,注意气管套囊是否漏气,充气是否满意,呼吸机每个环节有无漏气,防止呼吸器接头与气管套管脱开。使用定容呼吸器时,应注意压力的变化,压力过高多有痰堵,压力过低表示有漏气。使用定压呼吸器时,应注意潮气量变化。每周更换消毒管道一次。呼吸道吸痰原则上每小时一次,严格无菌操作。

7.口、眼、皮肤护理

用3％硼酸或3％过氧化氢洗漱口腔,3次/d,防治口腔炎。用1％～4％的碳酸氢钠溶液漱口,3次/d。使用消炎眼药水或眼膏可防治眼球干燥、感染及溃疡。对不能主动翻身者应用气垫床或臀部加气垫圈,受压部位皮肤保持洁净。必要时局部使用红花酒精或滑石粉。每小时翻身1次,防治褥疮。注意勿牵拉呼吸机管道。

8.呼吸机的使用与保管

应专人负责使用和保管。熟练掌握所使用的呼吸机的类型、性能特点、操作方法。用毕之后及时清洁消毒。将管道、接头、面罩洗净后置于福尔马林熏箱内2h以上。不宜熏蒸的部件用70％酒精浸泡不少于1h。

第二节　呼吸衰竭

呼吸衰竭是由各种原因引起的肺通气或换气功能严重障碍,不能进行正常的气体交换,导致严重的低氧血症,伴(或不伴)二氧化碳潴留,从而引起一系列生理功能和代谢紊乱的综合征。临床上以海平面

大气压下静息呼吸室内空气时,当动脉血氧分压(PaO_2)＜60mmHg,
或伴有二氧化碳分压($PaCO_2$)＞50mmHg 作为诊断呼吸衰竭的依据。
若 PaO_2＜60mmHg,$PaCO_2$ 正常或低于正常时为 Ⅰ 型呼吸衰竭;若
PaO_2＜60mmHg 且 $PaCO_2$＞50mmHg 时为 Ⅱ 型呼吸衰竭。

一、病因与发病机制

(一)病因

1.通气功能障碍

(1)阻塞性通气功能障碍:慢性支气管炎、阻塞性肺气肿、支气管哮
喘等。

(2)限制性通气功能障碍:①胸廓膨胀受限:如脊椎胸廓畸形、肋骨
骨折。②肺膨胀不全:如胸腔积液、气胸。③横膈运动受限:如腹部外
科术后、大量腹水。④神经肌肉疾病:如多发性神经炎、重症肌无力。
⑤呼吸中枢抑制:如吗啡、巴比妥盐类药物。⑥其他:如脑出血、脑
外伤。

2.换气功能障碍

肺水肿、肺间质纤维化、肺栓塞、急性呼吸窘迫综合征(ARDS)等。

(二)发病机制

1.通气功能障碍

指单位时间内新鲜空气到达肺泡的气量减少,临床上常造成 Ⅱ 型
呼吸衰竭。

(1)阻塞性通气功能障碍:多发生于慢性肺部疾病,由于气道炎症
致使分泌物增加、黏膜水肿、充血、痉挛、增厚等因素,导致气道阻力增
加,肺泡通气不足,引起缺氧和 CO_2 潴留。

(2)限制性通气功能障碍:由于胸廓或膈肌机械运动力下降、神经
传导障碍、呼吸肌无力等原因导致胸廓或肺的顺应性降低,肺容量减
少,肺泡通气不足而引起缺氧和 CO_2 潴留。

2.通气血流(V/Q)比例失调

正常人在安静状态下 V/Q 为 0.8。如果 V/Q 低于 0.8,由于血流量超过通气量,部分血流就不能充分获得 O_2 和排出 CO_2 而进入动脉,此种情况多见于通气功能障碍性疾病。如果 V/Q 比例大于 0.8,由于通气量超过血流量,进入肺泡的部分气体就无机会与血流进行充分换气,造成无效通气,多见于换气功能障碍性疾病,如肺水肿、肺栓塞等。

3.肺内分流增加

当炎症渗出液或水肿液充满肺泡腔或因肺不张肺泡完全萎陷时,吸入气不能进入病变区肺泡内,血液虽然仍在灌注,却不能进行气体交换,静脉血直接进入左心,就像存在右至左的分流。当肺内分流占心排出量成分过大时,即引起低氧血症。临床上最典型的代表是 ARDS。这种情况下,一般的吸氧方法并不能因吸入氧浓度增高而得到改善。

4.弥散功能障碍

进行氧和二氧化碳气体交换的功能单位是肺泡-毛细血管膜,当该膜发生障碍如增厚、弥散面积缩小、弥散系数降低等,即可引起弥散功能障碍。此时主要引起 Ⅰ 型呼吸衰竭。

二、临床表现

1.呼吸异常表现

如呼气性或吸气性呼吸困难、潮式呼吸、点头样呼吸、间歇呼吸等。

2.缺氧的临床表现

(1)中枢神经系统:中枢神经对缺氧十分敏感,轻度缺氧即引起注意力不集中、头痛、兴奋等症状。重度缺氧出现烦躁不安、谵妄、惊厥,甚至引起脑水肿、呼吸节律改变和昏迷。

(2)心血管系统:开始时出现代偿性心率增快,心搏量增加,血压增高。当缺氧严重时,则出现心率减慢,血压降低,心律失常,同时还可引起肺小动脉收缩,肺动脉高压,导致肺心病的出现。

(3)呼吸系统:缺氧可通过刺激颈动脉窦和主动脉体的化学感受

器,反射性地增加通气量,但其对呼吸的影响远较 CO_2 为小。

(4)其他:缺氧可损害肝细胞,使转氨酶增高。轻度缺氧使肾血流量、肾小球滤过率增加,但当 PaO_2 下降至 40mmHg 时,肾血流量开始减少,肾功能受到抑制,出现蛋白尿、血尿和氮质血症。慢性缺氧通过肾小球旁细胞产生促红细胞生成素因子,刺激骨髓,引起继发性红细胞增多。

3.二氧化碳潴留的临床表现

(1)中枢神经系统: CO_2 潴留使血管扩张,脑血流量增加,早期起到代偿作用,如果病情持续或加重时,出现脑水肿,颅内压增高。由于 pH 值下降,引起细胞内酸中毒,初期抑制大脑皮层,表现为嗜睡,随后皮层下刺激增强,间接引起皮层兴奋,表现为躁动不安、兴奋、肌肉抽搐、失眠等。晚期则皮层和皮层下均受到抑制而出现"二氧化碳麻醉",病人表现为肺性脑病的症状。

(2)心血管系统:早期使血管运动中枢和交感神经兴奋,回心血量增加,使心率增快,血压升高,脉搏有力,也可引起肺小动脉收缩,导致肺心病。

(3)呼吸系统: CO_2 潴留可兴奋呼吸中枢,使呼吸加深加快。但随着 CO_2 浓度的增加,呼吸中枢反而受到抑制。

4.酸碱平衡失调与电解质紊乱

在 II 型呼吸衰竭中呼吸性酸中毒最为常见,主要是因为肺泡通气不足,导致 CO_2 在体内潴留引起。病情较重者可合并代谢性酸中毒,多由于无氧代谢引起乳酸增加和无机盐积聚所致。另外,由于利尿剂的使用、大量葡萄糖的输入、皮质激素的应用等,可导致低钾、低氯血症,以及肾功能障碍等,都可引起代谢性碱中毒。少数病人可因机械过度通气导致呼吸性碱中毒,甚至还可出现三重酸碱失衡。酸碱失调时,又与电解质紊乱密切相关,如酸中毒时,细胞外 H^+、Na^+ 进入细胞内,而 K^+ 自细胞内移到细胞外,产生高钾血症;碱中毒时则相反。其他尚有低氯血症,低钠、低钙和低镁血症等。

5.肺性脑病

发生的原因主要是呼吸性酸中毒使脑细胞内 H^+ 浓度增加,pH 值下降导致脑组织酸中毒所致。低氧血症对于肺性脑病的发生居次要地位。临床表现为头痛、淡漠不语、多汗、嗜睡,随着 $PaCO_2$ 增加而出现兴奋、躁动不安、抽搐及无意识动作和行为、幻听等精神症状,最后昏迷、死亡。

6.其他表现

其他尚可出现肺心病、心力衰竭、胃肠道出血、肾功能不全、DIC 等。

三、诊断

临床上根据血气分析的结果,以 PaO_2 ＜60mmHg 和（或）伴有 $PaCO_2$ ＞50mmHg 作为诊断呼吸衰竭的标准。若仅 PaO_2 ＜60mmHg, $PaCO_2$ 正常或低于正常时,即为 Ⅰ 型呼吸衰竭,若 PaO_2 ＜60mmHg, $PaCO_2$ ＞50mmHg 时,即为 Ⅱ 型呼吸衰竭。

四、救治措施

呼吸衰竭的急救原则是迅速改善通气,积极控制感染,纠正缺氧和二氧化碳潴留,为基础疾病的治疗争取时间和创造条件。

1.保持呼吸道通畅

(1)清除呼吸道异物:清除堵塞于呼吸道的分泌物、血液、误吸的呕吐物或其他异物,解除梗阻,改善通气。对痰液黏稠者,可用祛痰药,如溴己新、祛痰合剂、氯化铵、氨溴索等,无效者注意增加水分,多饮水和静脉补液(不少于 1000～1500mL/d),并用药物雾化吸入或超声蒸气雾化吸入。常用吸入药物:①庆大霉素 4 万单位＋地塞米松 5mg＋氨茶碱 0.25g＋生理盐水 20mL;②α-糜蛋白酶 5～10mg＋生理盐水 20mL;③青霉素 G40 万单位＋链霉素 0.5g＋氨茶碱 0.25g＋α-糜蛋白酶 5mg＋生理盐水 20mL。对咳痰无力者,可采用翻身、拍背、体位引流等措施帮助排痰。病情严重者,可用纤维支气管镜进入气管、支气管进行冲洗、抽吸。

(2)解除支气管痉挛:①避免诱发因素,引起支气管痉挛的因素很多,除疾病本身外,吸痰操作不当,吸入高浓度干燥氧过久,吸入气过冷,气管内给药浓度过高或药量过多等均可加重气管痉挛。②氨茶碱是最常用的药物,剂量 $0.25\sim0.5g$,加入5%葡萄糖液250mL缓慢静滴,一般每日不超过1.0g,也可用0.25g溶入25%葡萄糖液40mL内缓慢静注。该药直接舒张支气管平滑肌,而且还有兴奋延髓呼吸中枢、提高膈肌收缩力、降低肺动脉阻力及利尿、强心的作用。但剂量过大会引起恶心、呕吐等症状,严重时有心悸、兴奋、心律失常等。老年人、心肾功能减退者应减量,或改用副作用较少的二羟丙茶碱,用量为 $0.25\sim0.5g$ 加入5%葡萄糖液250mL静滴。③ β_2 受体兴奋药,常用的有沙丁胺醇、特布他林、沙美特罗(强力安喘通)、丙卡特罗(美喘清)等,气雾剂有沙丁胺醇(喘乐宁、舒喘宁)、特布他林(喘康速)等。④肾上腺皮质激素多用于重症支气管痉挛者,地塞米松 $10\sim20mg/d$ 或氢化可的松 $200\sim400mg/d$,一般 $3\sim5d$ 后减量。

(3)机械通气:当上述方法仍不能改善通气时,应立即建立人工气道。病情变化急剧,危及生命,意识障碍者,应立即行气管插管;其他如肺性脑病或其早期,经氧疗、呼吸兴奋药等积极治疗后, PaO_2 继续下降, $PaCO_2$ 继续升高,自主呼吸微弱、痰液不易排出等情况下也应建立人工气道。应急时可行气管插管,但不宜久置。估计病情不能短期恢复者,应行气管切开,长时间的切开时,要加强消毒隔离等护理手段和抗感染治疗,注意继发感染的发生。过分干燥的气体长期吸入将损伤呼吸道上皮细胞,使痰液不易排出,细菌容易侵入而发生感染。因此,保证病人有足够液体摄入,保持气道的湿化是相当重要的,气道滴入的量以250mL/d左右为宜。目前已有多种提供气道湿化作用的湿化器或雾化器装置,可以直接使用或与呼吸机连接应用。湿化是否充分的标志就是观察痰液是否容易咳出或吸出。

2.氧气疗法

氧疗的指证:低氧血症(PaO_2<80mmHg),即是氧疗的指证。一般根据 PaO_2 的不同,将低氧血症分为 3 种类型,轻度 PaO_2 为 60～80mmHg,40～60mmHg 为中度,<40mmHg 为重度低氧血症。吸氧浓度亦分为低浓度(≤35%)、中浓度(35%～50%)、高浓度(>50%)。轻度低氧血症一般不需要氧疗。

(1)Ⅰ型呼吸衰竭病人,多为急性病,以缺氧为主,因不伴有 CO_2 潴留,氧浓度可以提高到 50%,流量4～5L/min,将 PaO_2 提高到 70～80mmHg。待病情稳定后,逐渐减低氧浓度。吸氧浓度可按下列公式推算:实际吸氧浓度(%)=21+4×O_2 流量(L/min)。

(2)Ⅱ型呼吸衰竭病人既有缺氧,又有 CO_2 潴留,宜用低流量(1～2L/min)、低浓度(24%～28%)持续吸氧。力争在短期内将 PaO_2 提高到 60mmHg 或以上,将 $PaCO_2$ 降至 55mmHg 以下。若在氧疗过程中 PaO_2 仍低于 60mmHg,$PaCO_2$>70mmHg,应考虑机械通气。

(3)吸氧途径:常规有鼻塞法、鼻导管法、面罩法等。对危重病人常规吸氧无效时,应考虑气管插管或气管切开进行机械通气治疗。吸入氧温度应保持在 37℃,湿度 80% 左右。

(4)氧疗有效的指证:发绀减轻或基本消失、呼吸改善、平稳,神志好转,心率减慢,瞳孔恢复正常,出汗减少等。实验室检查:无 $PaCO_2$ 增高时,PaO_2 > 60mmHg,有 $PaCO_2$ 增高时,PaO_2 应达到 50～60mmHg。

3.呼吸兴奋药的使用

呼吸衰竭经常规治疗无效,PaO_2 过低,$PaCO_2$ 过高,或出现肺性脑病表现或呼吸节律、频率异常时,均可考虑使用。常用药物如下。

(1)尼可刹米(可拉明):直接兴奋呼吸中枢,使呼吸加深加快,改善通气。0.375～0.75g 静脉缓慢推注,随即以 3.0～3.75g 溶于 5% 葡萄糖液 500mL 内静脉滴注。总量<5.0g/d。一般 3d 为一疗程,无效即停用。副作用有恶心、呕吐、颜面潮红、肌肉抽动等。

（2）洛贝林（山梗菜碱）：3～9mg 静脉推注，2～4h 一次，或 9～15mg 加入液体静滴，可与可拉明交替使用。

（3）二甲弗林（回苏林）：8～16mg 加入液体静滴，起效快，维持时间长。

（4）多沙普仑（吗乙苯吡酮）：除具有兴奋呼吸中枢作用外，还可通过颈动脉体化学感受器反射性地兴奋呼吸中枢。该药特点是呼吸兴奋作用强，安全范围大，对改善低氧血症和高碳酸血症优于其他呼吸兴奋药。剂量：100mg 加入液体 500mL 中以 1.5～3mg/min 静滴。

4.纠正酸碱失衡与电解质紊乱

（1）呼吸性酸中毒：治疗原则是改善通气，增加肺泡通气量，促使二氧化碳排出。当 pH 值<7.30 时应用氨丁三醇（THAM）进行纠正，它与二氧化碳结合后形成 HCO_3^-，使 $PaCO_2$ 下降，提高 pH 值。用法：3.64% THAM 溶液 200mL 加 5% 葡萄糖 300mL 静脉滴注，每日 1～2次。快速大量滴注可致低血糖、低血压、恶心、呕吐、低血钙和呼吸抑制。值得注意的是，如果呼吸性酸中毒病人的 HCO_3^- 增高或正常时，不要急于使 $PaCO_2$ 下降过快，否则当 $PaCO_2$ 突然降至正常时，而 HCO_3^- 不能及时降低，导致呼吸性酸中毒过度代偿，出现碱中毒。

（2）代谢性酸中毒：如果合并有呼吸性酸中毒，$PaCO_2$ 增高，缺氧纠正后即可恢复，可不给碱性药，尤其不宜使用碳酸氢钠，因碳酸氢钠分解后形成更多的二氧化碳，使 $PaCO_2$ 更加增高。但如果 HCO_3^- 明显降低，pH 减低严重者可少量补碱，选用 THAM 为宜。单纯 HCO_3^- 减低，$PaCO_2$ 正常时，当 pH<7.20 时可予补碱。

（3）代谢性碱中毒：多由于利尿剂、皮质激素等药物的使用，导致低钾、低氯性碱中毒，所以要积极补充氯化钾、谷氨酸钾、氯化铵等，严重者可补酸性药物如盐酸精氨酸。

（4）电解质紊乱：常见有低钾血症、低氯血症、低钠血症等，其原因与摄入不足或排出过多有关，尤其是与利尿剂的使用不当有关，治疗措施是找出原因，补充相应电解质。

5.控制感染

呼吸道感染是引起呼吸衰竭或诱发慢性呼吸衰竭急性加重的主要原因,迅速有效地控制感染是抢救呼吸衰竭的重要措施。应在保持呼吸道引流通畅的情况下,根据细菌及药物敏感试验的结果选择有效的抗生素。而且应该注意:①如果没有痰培养的条件,应联合使用抗生素;②以大剂量、静脉滴注为主;③不可停药过早,以免复发;④一般在急性发作缓解后仍巩固治疗 3~5d,如用药 2~3d 无效时可更换或加用抗生素;⑤对广谱抗生素使用时间长、剂量大,又同时使用糖皮质激素的病人,要注意有继发真菌感染的可能。

6.其他疗法

(1)营养支持:由于呼吸衰竭病人的呼吸做功增加,且多伴有发热,导致能量消耗增加,加上感染不易控制,呼吸肌容易疲劳,因此,应给病人补充营养,以满足机体的需要。常用鼻饲高蛋白、高脂肪和低碳水化合物饮食以及多种维生素。必要时补充血浆、人血白蛋白、脂肪乳、氨基酸等。

(2)脱水疗法:缺氧和二氧化碳潴留均可导致脑水肿,肺性脑病病人更是如此,故应进行脱水疗法。但过多的脱水又可引起血液黏度增加,痰不易咳出,所以脱水以轻或中度为宜。

(3)糖皮质激素:激素具有减轻脑水肿、抗支气管痉挛、稳定细胞溶酶体膜和促进利尿等作用,常用于严重支气管痉挛、肺性脑病、休克和顽固性右心衰竭病人的治疗。用量为泼尼松 10mg 口服,3 次/天,或氢化可的松 100~300mg/d、地塞米松 10~20mg/d 静脉滴注,减量时注意逐步递减。

(4)防治并发症:对于出现心律失常、心力衰竭、休克、消化道出血、DIC 等并发症,要予以相应的治疗和防治措施。

第三节 重症肺炎

一、基本概念

肺炎是指终末气道、肺泡及肺间质的炎症改变。其中,细菌性肺炎是肺炎及感染性疾病中最常见的类型之一。此病的诱发因素主要有病原微生物感染、理化因素、免疫损伤、药物及过敏等。本节讨论的是由病原微生物感染引起的重症肺炎。

重症肺炎是由各种病原微生物所致的肺实质性炎症,进而造成严重血流感染。临床上伴有急性感染的症状,多见于老年人,青壮年也可发病。临床表现呼吸频率 $\geqslant 30$ 次/分,低氧血症,PaO_2/FiO_2 <300mmHg,需要机械通气支持,肺部 X 线显示多个肺叶的浸润影,脓毒性休克,需要血管加压药物支持>4h 以上,少尿,病情严重者可出现弥散性血管内凝血、肾功能不全而死亡。参考肺炎的分类,重症肺炎也可分为重症社区获得性肺炎(SCAP)和重症医院获得性肺炎(SHAP),SHAP 又可分为两类,入院后 4d 以内发生的肺炎称为早发型,5d 或以上发生的肺炎称为迟发型,两种类型 SHAP 在病原菌分布、治疗和预后上均有明显的差异。在 SHAP 当中,呼吸机相关性肺炎(VAP)占有相当大的比例,而且从发病机制、治疗与预防方面均有其独特之处。此外,还包括医疗护理相关性肺炎(HCAP)。据估计我国每年约有 250万人患肺炎,年发病率约 2/1000,年死亡 12.5 万例,死亡率 10/10 万人,SCAP 的病死率为 21%~58%,而 SHAP 的病死率为 30%~70%。在美国约 75%的 CAP 患者是在急诊科进行初始诊断和治疗的,在我国也占 70%~80%左右。

二、常见病因

(一)易感因素

SCAP 最常见的基础病是慢性阻塞性肺疾病(COPD);其次是慢性心脏疾病、糖尿病、酗酒、高龄、长期护理机构居住等;约有 1/3 的 SCAP 患者在发病前是身体健康的。SHAP 的发生与患者的个体因素、感染控制相关因素、治疗干预引起的宿主防御能力变化等有关。患者相关因素包括多方面,如存在严重急性/慢性疾病、昏迷、严重营养不良、长期住院或围手术期、休克、代谢性酸中毒、吸烟、合并基础性疾病、中枢神经系统功能不全、酗酒、COPD、呼吸衰竭等。

(二)病原微生物

病原体可以是单一致病微生物,也可以是混合致病微生物。SCAP 最常见的病原体为肺炎链球菌(包括 DRSP)、军团菌属、流感杆菌、革兰阴性肠杆菌(特别是克雷伯杆菌)、金黄色葡萄球菌、肺炎支原体、铜绿假单胞菌、呼吸道病毒及真菌。SHAP 早发型的病原体与 SCAP 者类似;晚发型 SHAP 多见革兰阴性菌为铜绿假单胞菌、鲍曼不动杆菌、嗜麦芽窄食单胞菌、大肠埃希菌、肺炎克雷伯菌、阴沟肠杆菌、洋葱伯克霍尔德菌;革兰阳性菌为金黄色葡萄球菌、肠球菌属、凝固酶阴性葡萄球菌;真菌以念珠菌为主。

然而临床上常用的致病微生物检测方法只能检测出不足一半的致病微生物,我国台湾的研究显示,在所有 CAP 中,不明原因肺炎占 25%。

1.肺炎链球菌

为革兰阳性双球菌,属链球菌的一种。有 20%~40%(春季可高达 40%~70%)的正常人鼻咽部分可分离出呼吸道定植菌-肺炎链球菌。肺炎链球菌可引起大叶肺炎,皆为原发性。

2.军团杆菌

为需氧革兰阴性杆菌,以嗜肺军团菌最易致病。此类细菌形态相似,具有共同的生化特征,引起疾病类似。

3.流感嗜血杆菌

是一种没有运动力的革兰阴性短小杆菌。所致疾病分原发感染和继发感染两类,前者为急性化脓性感染,以小儿多见;后者常在流感、麻疹等感染后发生,多见于成人。

4.克雷伯菌

为革兰阴性杆菌。主要有肺炎克雷伯氏菌、臭鼻克雷伯菌和鼻硬结克雷伯菌。其中肺炎克雷伯菌对人致病性较强,是重要的条件致病菌和医源性感染菌之一。

5.大肠埃希菌

为条件致病菌,属肠杆菌科,埃希杆菌属,革兰阴性,兼性厌氧,该菌为肠道正常菌群。

6.金黄色葡萄球菌

是人类的一种重要病原菌,隶属于葡萄球菌属,有"嗜肉菌"的别称,是革兰阳性菌的代表,可引起许多严重感染。

7.铜绿假单胞菌

是条件致病菌,属于非发酵革兰阴性杆菌。为专性需氧菌。正常人皮肤,尤其潮湿部位如腋下、会阴部及耳道内,呼吸道和肠道均有该菌存在,但分离率较低。铜绿假单胞菌感染常在医院内发生,医院内多种设备及器械上均曾分离到本菌,通过各种途径传播给病人,病人与病人的接触也为传播途径之一。

8.鲍曼不动杆菌(Ab)

为非发酵革兰阴性杆菌,广泛存在于自然界、医院环境及人体皮肤。估计 0.5%～7.6%健康者的皮肤上带有鲍曼不动杆菌,住院病人则高达 20%,属于条件致病菌,甚至是造成重症监护病房(ICU)、医院感染暴发的主要致病菌。

9.肺炎支原体

是人类支原体肺炎的病原体。支原体肺炎的病理改变以间质性肺炎为主,有时并发支气管肺炎,称为原发性非典型性肺炎。主要经飞沫传染,潜伏期2～3周。

10.呼吸道病毒

包括导致SARS的冠状病毒、新甲型H1N1流感病毒、H3N2流感病毒、H5N1流感病毒、H7N9流感病毒、高致病性禽流感病毒等。

11.真菌

在真菌感染方面,除了曲霉病、念珠菌病外,隐球菌病及肺孢子菌肺炎感染日益增多。隐球菌病最常见病原为新型隐球菌。

(1)念珠菌:病原主要为白色念珠菌,此菌正常情况与机体处于共生状态,不引起疾病。当某些因素破坏这种平衡状态时,白色念珠菌便由酵母相转为菌丝相,在局部大量生长繁殖,引起皮肤、黏膜甚至全身感染。另外念珠菌属还有少数其他致病菌,如克柔念珠菌、类星形念珠菌、热带念珠菌等。

(2)曲霉:是腐物寄生性真菌,曲霉为条件致病性真菌。可导致各种感染、过敏反应和肺曲霉球等疾病,也可在人体内定植。大多数是在原有肺部疾患的基础上或因长期使用抗生素和激素后继发感染。

(3)新型隐球菌:又名溶组织酵母菌,是土壤、鸽类、牛乳、水果等的腐生菌,也可存在人口腔中,可侵犯人和动物,一般为外源性感染,但也可能为内源性感染,对人类而言,它通常是条件致病菌。

(4)肺孢子菌:肺孢子菌为单细胞生物,兼有原虫及真菌的特征,具有两种生活周期的形态特征:包囊和滋养体。主要通过呼吸道(空气、飞沫)传播,少数可为先天性感染,健康成人感染肺孢子菌呈亚临床表现,而血清中可检出肺孢子菌抗体,但当免疫功能受到抑制时,肺孢子菌则迅速大量繁殖,引起肺孢子菌肺炎(PCP)。

三、发病机制

足够数量的具有致病力的病原菌侵入肺部,可引起肺部上皮细胞及间质的结构、功能损害,从而引起呼吸困难、低氧血症、ARDS甚至呼吸衰竭。另一方面是机体防御反应过度。一旦炎性细胞高度活化,进一步引起炎症介质的瀑布样释放,而机体的抗炎机制不足与之对抗,出现全身炎症反应综合征(SIRS)/代偿性抗炎反应综合征(CRS),其结果是全身炎症反应的失控,从而引起严重脓毒症、脓毒性休克,并可引起全身组织、器官的损害,出现 MODS。

四、临床特征

1.一般症状与体征

寒战,高热,但亦有体温不升者。可伴头痛,全身肌肉酸痛,口鼻周围出现疱疹。恶心、呕吐、腹胀、腹痛。体温在 39℃~41℃,脉搏细数,血压下降<90/60mmHg。神志模糊,烦躁不安,嗜睡,谵妄,抽搐和昏迷,四肢厥冷,出冷汗,少尿或无尿。

2.呼吸系统

(1)咳嗽、咯痰、咯血:可为干咳、咯黏痰或脓性痰,有时咯铁锈痰或血痰,甚至咯血;伴发肺脓肿(厌氧菌感染)时可出现恶臭痰。

(2)胸痛:多为尖锐的刺痛,咳嗽吸气时加重。

(3)呼吸困难:表现为气促、进行性呼吸困难、呼吸窘迫等。

(4)体征:呼吸急促无力或为深大呼吸,呼吸频率>30 次/分,鼻翼扇动,口唇及肢端发绀。肺病变部位语颤增强,叩诊浊音或实音,肺泡呼吸音减弱,可闻及干湿啰音,部分病人可闻及胸膜摩擦音。

3.并发症

炎症反应进行性加重,可导致其他器官功能的损害。常并发脓毒症、脓毒性休克、MODS。

五、辅助检查

1.病原学检查

(1)血培养:严重感染伴血流感染者,于抗菌药物使用前,可在血液中培养出致病菌。因此对所有重症患者均应留取两套血培养。

(2)有创检查:应用其他有创操作取得原本无菌部位的标本对肺炎诊断具有重要意义。有创检查包括:胸腔穿刺、经皮肺穿刺、支气管镜保护性毛刷、支气管肺泡灌洗、支气管吸取物定量、支气管镜。

(3)痰培养:痰培养在 24~48 小时可确定病原菌。重症肺炎患者如有脓痰则需要及时进行革兰染色涂片,出现单一的优势菌则考虑为致病菌,同时可解释痰培养的结果。与革兰染色相符的痰培养结果可进行种属鉴定和药敏试验。某些特殊染色如吉曼尼兹染色,可见巨噬细胞内呈紫红色细菌应考虑为军团杆菌可能。诊断卡氏肺孢子虫病(PCP)的金标准是在肺实质或下呼吸道分泌物中找到肺孢子菌包囊或滋养体。

(4)抗原检测:对住院的重症肺炎患者以及任何出现肺炎伴胸腔积液的患者均需要应用免疫层析法进行尿肺炎链球菌抗原检测。因病情严重以及流行病学或临床怀疑军团菌感染患者,需要进行尿液及血清军团菌抗原检测。其中,尿军团菌 I 型抗原检测是最快捷的诊断或排除诊断方法,试验阴性则表明军团菌感染可能性不大,但并不能完全排除。隐球菌荚膜多糖抗原,对隐球菌感染均有非常好的诊断特异性。

(5)血清学试验:对于肺炎支原体、肺炎衣原体和军团菌感染,血清学试验在流行病学研究中的作用比个体诊治更重要。如果在治疗过程中考虑有非典型病原感染可能(例如患者对 β 内酰胺类抗生素治疗无反应),那么血清学试验不应作为唯一的常规诊断试验,联合应用病原 IgM 抗体和 PCR 检测可能是最敏感的检测方法。真菌由于痰培养阳性较低,近年来研究发现通过测定真菌的细胞壁成分半乳甘露聚糖(GM)和代谢产物 $1,3\text{-}\beta\text{-}D$ 葡聚糖(G 试验)可提高对真菌感染的诊断能力。GM试验对肺曲霉病的诊断价值非常大,其诊断的敏感度和特异度均高达90%左右。怀疑病毒感染者应进行病毒抗体检测。

(6)分子生物学试验:对于CAP患者,应用定量分子检测方法进行痰和血液中肺炎链球菌的检测可能有效,尤其是对于已经开始抗生素治疗患者,可以作为一个评估病情严重度的有用工具。在检测冬季流行常见的流感和呼吸道合胞病毒感染以及非典型病原体方面,分子生物学试验提供了可行的检测方法,其结果可以及时地用于指导临床治疗。

2.血常规

白细胞>$(10\sim30)\times10^9/L$,或<$4\times10^9/L$,中性粒细胞多在80%以上,并有中毒颗粒,核左移。累及血液系统时,可有血小板计数进行性下降,导致凝血功能障碍。卡氏肺孢子虫病白细胞计数正常或稍高,约50%病例的淋巴细胞减少,嗜酸性粒细胞轻度增高。

3.X线胸片

早期表现为肺纹理增多或某一个肺段有淡薄、均匀阴影,实变期肺内可见大片均匀致密阴影。SARS肺部有不同程度的片状、斑片状浸润性阴影或呈网状改变,部分患者进展迅速,呈大片状阴影;常为多叶或双侧改变,阴影吸收消散较慢;肺部阴影与症状、体征可不一致。卡氏肺孢子虫病影像学表现主要涉及肺泡和肺间质改变。

4.胸部CT

主要表现为肺多叶多段高密度病灶,在病灶内有时可见空气支气管征象,于肺段病灶周围可见斑片状及腺泡样结节病灶,病灶沿支气管分支分布。

5.血气分析

动脉血氧分压下降,$PaO_2/FiO_2<300mmHg$。早期产生呼吸性碱中毒,晚期出现代谢性酸中毒及高碳酸血症。

六、诊断思路

(一)重症肺炎的诊断

1.出现意识障碍。

2.呼吸频率≥30 次/分。

3.呼吸空气时,PaO_2<60mmHg、PaO_2/FiO_2<300mmHg,需行机械通气治疗。

4.动脉收缩压<90/60mmHg,并发脓毒性休克。

5.X 线胸片显示双侧或多肺叶受累,或入院 48 小时内病变扩大≥50%。

6.血尿素氮>7mmol/L,少尿,尿量<20mL/h,或<80mL/4h,或并发急性肾衰竭需要透析治疗。

但晚发性发病(入院>5d、机械通气>4d)和存在高危因素者,如老年人、慢性肺部疾病或其他基础疾病、恶性肿瘤、免疫受损、昏迷、误吸、近期呼吸道感染等,即使不完全符合重症肺炎规定标准,亦视为重症。

(二)肺炎发生的状态

1.病程

根据肺炎发生的时间可有急性(病程<2 周)、迁延性(病程 2 周~3 个月)和慢性(病程>3 个月)肺炎。

2.病理

根据肺炎的病理形态分为大叶性肺炎、支气管肺炎、间质性肺炎和毛细支气管炎。

3.病原

由于微生物学的进展,同一病原可致不同类型的肺炎,部分肺炎可同时存在几种病原的混合感染,临床上主要区分为细菌、病毒、真菌、支原体等性质的肺炎。

4.来源

根据肺炎发生的地点不同可分为社区获得性和医院内获得性

肺炎。

5.途径

根据肺炎发生的方式不一,应特别分析肺炎属于吸入性(如羊水、食物、异物、类脂物等)、过敏性、外源感染性、血行迁徙性(败血性)等。

6.病情

根据肺炎发生的严重程度分为普通肺炎和重症肺炎。

(三)鉴别诊断

1.肺结核

与急性干酪性肺炎及大叶性肺炎的临床表现、X线特征颇相似,但前者病人的病程较长,对一般抗生素无效,痰中可找到结核分枝杆菌,以资鉴别。

2.非感染性呼吸系统急症

由于本节主要讨论的是感染引起的重症肺炎,因此,在鉴别诊断时,亦需与一些非感染原因引起的呼吸系统急症进行鉴别,如吸入性损伤、非感染原因引起的急性呼吸窘迫综合征(ARDS)、急性放射性肺炎等。

七、救治方法

(一)一般治疗

卧床休息,注意保暖,摄入足够的蛋白质、热量和维生素,易于消化的半流质。监测呼吸、心率、血压及尿量。高热时可予前额放置冰袋或酒精擦浴,不轻易使用阿司匹林或其他退热剂。剧烈咳嗽或伴胸痛时可予可待因15～30mg口服。烦躁不安,谵妄者可服安定5mg或水合氯醛1～1.5mg,不应用抑制呼吸的镇静剂。

(二)抗菌治疗

1.初始经验性抗菌治疗

对于经验性治疗重症肺炎患者应采取重锤猛击和降阶梯疗法的策略,在获得细菌学培养结果之前应早期使用广谱足量的抗生素,以抑制革兰阴性和革兰阳性的病原菌。抗生素应用原则是早期、足量、联合、静脉应用。查清病原菌后,可选用敏感抗生素。

早期经验性抗菌治疗参考因素应包括:①社区感染还是医院感染;②宿主有无基础疾病和免疫抑制;③多种药物耐药(MDR)和特殊(定)病原体发生的危险因素是否存在;④是否已接受抗菌药物治疗,用过哪些品种,药动学/药效学(PK/PD)特性如何;⑤影像学表现;⑥病情的严重程度、病人的肝肾功能以及特殊生理状态如妊娠等。

(1)SCAP治疗:合理运用抗生素的关键是整体看待和重视初始经验性治疗和后续的针对性治疗这两个连续阶段,并适时实现转换,一方面可改善临床治疗效果,另一方面避免广谱抗生素联合治疗方案滥用而致的细菌耐药。早期的经验性治疗应有针对性地全面覆盖可能的病原体,包括非典型病原体,因为5%~40%患者为混合性感染;2007年美国胸科协会和美国感染性疾病协会(ATS/IDSA)建议的治疗方案:A组无铜绿假单胞菌感染危险因素的患者,可选用:①头孢曲松或头孢噻肟联合大环内酯类;②氟喹诺酮联合氨基糖苷类;③β内酰胺类抗生素/β内酰胺酶抑制剂(如氨苄西林/舒巴坦、阿莫西林/克拉维酸)单用或联合大环内酯类;④厄他培南联合大环内酯类。B组含铜绿假单胞菌的患者选用:①具有抗假单胞菌活性的β内酰胺类抗菌药物包括(如头孢他啶、头孢吡肟、哌拉西林/他唑巴坦、头孢哌酮/舒巴坦、亚胺培南、美罗培南等)联合大环内酯类,必要时可同时联用氨基糖苷类。②具有抗假单胞菌活性的β内酰胺类联合喹诺酮类。③左旋氧氟沙星或环丙沙星联合氨基糖苷类。

(2)SHAP治疗:SHAP早发型抗菌药物的选用与SCAP相同,SHAP迟发型抗菌药物的选用以喹诺酮类或氨基糖苷类联合β内酰胺类。如为MRSA感染时联合万古霉素或利奈唑胺;如为真菌感染时应选用有效抗真菌药物;如流感嗜血杆菌感染时首选第二、三代头孢菌素、新大环内酯类、复方磺胺甲恶唑、氟喹诺酮类。

若有可靠的病原学结果,按照降阶梯简化联合方案调整抗生素,应选择高敏、窄谱、低毒、价廉药物,但决定转换时机除了特异性的病原学依据外,最重要的还是患者的临床治疗反应。如果抗菌治疗效果不佳,则应"整体更换"。抗感染失败常见的原因有细菌产生耐药、不适当的初始治疗方案、化脓性并发症或存在其他感染等。疗程长短取决于感染的病原体、严重程度、基础疾病及临床治疗反应等,一般链球菌感染者推荐 10 天。非典型病原体为 14 天,金黄色葡萄球菌、革兰阴性肠杆菌、军团菌为 14～21 天。SARS 对抗感染治疗一般无效。

（3）抗病原微生物治疗方案有:①铜绿假单胞菌可选择抗假单胞菌活性头孢菌素(头孢吡肟、头孢他啶)或抗假单胞菌活性碳青霉烯类(亚胺培南、美罗培南)或哌拉西林/他唑巴坦,同时联合用环丙沙星或左氧氟沙星或氨基糖苷类。②超广谱 β 内酰胺酶（ESBL）阳性的肺炎克雷伯菌、大肠埃希菌可选择头孢他啶、头孢吡肟或哌拉西林/他唑巴坦、头孢哌酮/舒巴坦或亚胺培南、美罗培南,可同时联合用氨基糖苷类。③不动杆菌可选择头孢哌酮/舒巴坦或亚胺培南、美罗培南,耐碳青霉烯不动杆菌可考虑使用多黏菌素。④嗜麦芽窄食单胞菌可选择氟喹诺酮类抗菌药物特别是左旋氧氟沙星或替卡西林/克拉维酸或复方新诺明。⑤耐甲氧西林的金黄色葡萄球菌可选择万古霉素或利奈唑胺。⑥嗜肺军团菌可选择新喹诺酮类或新大环内酯类。⑦厌氧菌可选青霉素、甲硝唑、克林霉素,β 内酰胺类/β 内酰胺酶抑制剂。⑧新型隐球菌、酵母样菌、组织胞浆菌可选氟康唑,当上述药物无效时可选用两性霉素 B。⑨巨细胞病毒首选更昔洛韦或联合静脉用免疫球蛋白（IVIG）、或巨细胞病毒高免疫球蛋白。⑩卡氏肺孢子虫首选复方磺胺甲恶唑（SMZ＋TMP）,其中 SMZ 100mg/(kg·d)、TMP 20mg/(kg·d),口服或静脉滴注,q6h。替代:喷他脒 2～4mg/(kg·d),肌注;氨苯砜 100mg/d 联合 TMP20mg/(kg·d),口服,q6h。早期恶化(48～72 小时)或改善后有恶化,应加强针对耐药菌或少见病原菌治疗。

重症肺炎抗菌治疗疗程通常为 7～10 天,但对于多肺叶肺炎或肺组织坏死、空洞形成者,有营养不良及慢性阻塞性肺病等基础疾病和免疫性疾病或免疫功能障碍者、铜绿假单胞菌属感染者,疗程可能需要14～21天,以减少复发可能。

2.抗真菌治疗

根据患者临床情况选择经验性治疗、抢先治疗或针对性治疗的策略。目前应用的抗真菌药物有多烯类、唑类、棘白菌素类等。多烯类如两性霉素 B 虽然广谱、抗菌作用强,但毒性很大,重症患者难于耐受,近年研制的两性霉素 B 脂质体毒性明显减轻,且抗菌作用与前者相当。唑类如氟康唑、伊曲康唑及伏立康唑等,氟康唑常应用于白念珠菌感染,但对非白念珠菌及真菌疗效较差或无效;伏立康唑对念珠菌及真菌均有强大的抗菌作用,且可透过血-脑屏障。棘白菌素类如卡泊芬净,是通过干扰细胞壁的合成而起抗菌作用,具有广谱、强效的抗菌作用,与唑类无交叉耐药,但对隐球菌无效。对于病情严重、疗效差的真菌感染患者,可考虑联合用药,但需注意药物间的拮抗效应。抗真菌治疗的疗程应取决于临床治疗效果,根据病灶吸收情况而定,不可过早停药,以免复发。

3.抗病毒治疗

抗病毒药物分为抗 RNA 病毒药物、抗 DNA 病毒药物、广谱抗病毒药物。

(1)抗 RNA 病毒药物:①M2 离子通道阻滞剂:这一类药物包括金刚烷胺和金刚乙胺,可通过阻止病毒脱壳及其核酸释放,抑制病毒复制和增殖。M2 蛋白为甲型流感病毒所特有,因而此类药物只对甲型流感病毒有抑制作用,用于甲型流感病毒的早期治疗和流行高峰期预防用药。但该类药物目前耐药率很高。②神经氨酸酶抑制剂:主要包括奥司他韦、扎那米韦和帕拉米韦。各型流感病毒均存在神经氨酸酶,此类药物可通过黏附于新形成病毒微粒的神经氨酸酶表面的糖蛋白,阻止宿主细胞释放新的病毒,并促进已释放的病毒相互凝聚、死亡。③阿比多尔:阿比多尔是一种广谱抗病毒药物,对无包膜及有包膜的病毒均有作用,其抗病毒机制主要是增加流感病毒构象转换的稳定性,从而抑制病毒外壳 HA 与宿主细胞膜的融合作用,并能穿入细胞核直接抑制病毒 RNA 和 DNA 的合成,阻断病毒的复制,另外还可能具有调节免疫和诱导干扰素的作用,增加抗病毒效果。④帕利珠单抗:帕利珠单抗是一种 RSV 的特异性单克隆抗体,可用于预防呼吸道合胞病毒感染。

(2)抗 DNA 病毒药物:①阿昔洛韦:又称无环鸟苷,属核苷类抗病毒药物,为嘌呤核苷衍生物,在体内可转化为三磷酸化合物,干扰病毒 DNA 聚合酶从而抑制病毒复制,故为抗 DNA 病毒药物。②更昔洛韦:又称丙氧鸟苷,为阿昔洛韦衍生物,其作用机制及抗病毒谱与阿昔洛韦相似。③西多福韦:是一种新型开环核苷类抗病毒药物,与阿昔洛韦不同的是,该药只需非特异性病毒激酶两次磷酸化催化,即可转化为活性形式,故对部分无法将核苷转化成单磷酸核苷(核酸)的 DNA 病毒有效。西多福韦具有强抗疱疹病毒活性,对巨细胞病毒感染疗效尤为突出,可用于免疫功能低下患者巨细胞病毒感染的预防和治疗。

广谱抗菌药:①利巴韦林:广谱抗病毒药物,其磷酸化产物为病毒合成酶的竞争性抑制剂,可抑制肌苷单磷酸脱氢酶、流感病毒 RNA 聚合酶和 mRNA 鸟苷转移酶,阻断病毒 RNA 和蛋白质合成,进而抑制病毒复制和传播。②膦甲酸钠:为广谱抗病毒药物,主要通过抑制病毒 DNA 和 RNA 聚合酶发挥其生物效应。

(三)抗休克治疗

感染性休克属于血容量分布异常的休克,存在明显的有效血容量不足,治疗上首先应进行充分的液体疗法,尽早达到复苏终点:中心静脉压 $8\sim12cmH_2O$、平均动脉压(MAP)$\geq65mmHg$,尿量$\geq0.5ml/$(kg·h),混合血氧饱和度(SvO_2)$\geq70\%$。在补充血容量后若血压仍未能纠正,应使用血管活性药物。根据病情可选择去甲肾上腺素等;若存在心脏收缩功能减退者,可联合应用多巴酚丁胺,同时应加强液体管理,避免发生或加重肺水肿,影响氧合功能及抗感染治疗效果。

(四)肾上腺糖皮质激素

肾上腺糖皮质激素具有稳定溶酶体膜,减轻炎症和毒性反应,抑制炎症介质的产生,对保护各个脏器功能有一定作用。常用甲泼尼龙,主张大剂量、短程(不超过 3 天)治疗,必须在有效控制感染前提下应用,在感染性休克中,糖皮质激素的应用越早越好,在组织细胞严重损害之前应用效果尤佳。一般建议应用氢化可的松 200～300mg/d,分 2～3 次,疗程共 5～7 天。

(五)加强营养支持

重症肺炎患者早期分解代谢亢进,目前建议补充生理需要量为主,过多的热量补充反而对预后不利,且加重心脏负荷。病情发展稳定后则需根据患者体重、代谢情况而充分补充热量及蛋白,一般补充热量 30～35kcal/kg,蛋白质 1～1.5g/kg。改善营养状态,有利于病情恢复及呼吸肌力增强、撤离呼吸机。

(六)维持或纠正重要器官功能

随着病情进展,重症肺炎可引起多器官功能损害,常见有肾、消化道、肝、内分泌、血液等器官或系统的功能损害,故在临床上应密切监测机体各器官功能状况。一旦出现器官功能受损,根据程度的不同而采用相应的治疗措施。

八、最新进展

(一)肺真菌病

多数学者认为肺真菌病以肺曲霉病最多见,而肺念珠菌病尤其是念珠菌肺炎和肺脓肿少见,其依据是国内外尸检结果极少发现真正意义的念珠菌肺炎。但纵观国内外文献,大多数的病原菌统计来自血液恶性肿瘤和造血干细胞移植的患者,由于这些患者存在粒细胞缺乏,曲霉感染率高是毋庸置疑的。但普通内科、呼吸科和 ICU 的患者,由于通常不存在粒细胞缺乏,其肺真菌病的种类一直缺乏可靠的流行病学资料。近年来在我国肺念珠菌病并不少见,仅次于肺曲霉病,由刘又宁教授牵头进行的我国第一项大规模的多中心研究结果显示,依据目前国内外公认的侵袭性真菌感染的确诊和临床诊断标准,在非血液恶性疾

病患者中最终确定的位于前 7 位的肺真菌病依次为肺曲霉病 180 例
(37.9%),肺念珠菌病 162 例(34.2%),肺隐球菌病 74 例(15.6%),肺
孢子菌病 23 例(4.8%),肺毛霉病 10 例(2.1%),肺马内菲青霉病 4 例,
组织胞浆菌病 2 例,与肺曲霉病的比例非常接近。此外,肺隐球菌病的
报道不断增多,尤其在南方。此次回顾性调查结果显示肺隐球菌病占
第 3 位,达 15.6%,这与肺穿刺活检广泛开展有关。隐球菌病最常见病
原为新型隐球菌,与其他肺真菌病比较,肺隐球菌病社区发病多,且大
多不合并有基础疾病和其他免疫功能低下等因素,发病年龄相对较轻,
预后较好。侵袭性真菌感染的危险因素一般认为与血液恶性肿瘤和造
血干细胞移植导致的粒细胞缺乏关系最为密切,这类患者发生感染时
也最易想到真菌感染,但最近美国 1000 多家医疗机构对 11881 例侵袭
性真菌感染患者的统计结果显示,最易发生侵袭性真菌感染的基础疾
病患病群体中,COPD 占第 1 位(22.2%),其次是糖尿病(21.7%),第 3
位才是恶性血液病(9.6%),这提示临床医生尤其是内科及 ICU 医生应
警惕 COPD 和糖尿病患者并发侵袭性肺真菌病,特别是肺曲霉病的风
险。SMZ-TMP 一直是治疗卡氏肺孢子虫病的有效药物之一,但不良
反应常见,且对磺胺类过敏的患者不能应用。二氢叶酸还原酶是甲氧
苄啶和乙胺嘧啶的作用靶位,越来越多的卡氏肺孢子虫病患者该基因
发生突变,临床医生应当密切监测患者对标准肺孢子菌治疗的反应,同
时应不断研究新的药物治疗靶点。肺孢子菌细胞壁的主要成分是
(1,3)-β-D-葡聚糖,卡泊芬净是(1,3)-β-D-葡聚糖合成酶抑制剂,因与
SMZ-TMP 作用机制不同,两者合用具有协同作用,所以,HIV 感染的
患者发生卡氏肺孢子虫病时,可在 SMZ-TMP 标准治疗的基础上加用
卡泊芬净,尤其是脏器功能不全且不能耐受 SMZ-TMP、克林霉素等抗
肺孢子菌药物的患者,更适合选择安全性高的(1,3)-β-D-葡聚糖合成酶
抑制剂。对于免疫健全宿主,建议给予口服氟康唑治疗,推荐起始予氟
康唑 400mg/d,临床稳定后减量至 200mg/d,也可选择伊曲康唑
400mg/d,总疗程 6 个月,并随诊 1 年。对免疫缺陷宿主而言,多伴有脑

膜炎、播散性病灶或症状较严重者,推荐使用两性霉素 B[0.7~1.0mg/(kg·d)]+氟胞嘧啶[100mg/(kg·d)],总疗程在 10 周左右。应用氟胞嘧啶治疗的患者,有条件者应根据血药浓度调整剂量。对于 AIDS 且 $CD4^+T$ 细胞计数<200/μl、隐球菌感染已有播散性病灶或累及中枢神经系统的患者,建议氟康唑 200mg/d 维持治疗并可无限期延长,直至 $CD4^+T$ 细胞计数>200/μl,HIVRNA 持续 3 个月检测不到,患者病情稳定达 1~2 年。变应性支气管肺霉菌病(ABPA)是一种非侵袭性的过敏性疾病,治疗的目标是预防和治疗该病的急性加重,并预防肺纤维化的发生,系统性使用糖皮质激素是根本的治疗方法,推荐泼尼松(或其他等剂量糖皮质激素),起始剂量为 0.5mg/(kg·d),症状改善后逐渐减量。轻度急性发作可应用吸入糖皮质激素和支气管扩张药,白三烯受体调节剂作为辅助用药可能发挥一定的作用。

(二)呼吸道病毒感染

可引起呼吸道的感染病毒多达 100~200 余种,有 RNA 病毒和 DNA 病毒两种类型,其中最常见的致病病毒包括流感病毒、副流感病毒、呼吸道合胞病毒、腺病毒、鼻病毒及冠状病毒等。博卡病毒、麻疹病毒、水痘-疱疹病毒和巨细胞病毒等感染相对少见。但近年来,不断出现一些不同种类以感染呼吸道为主的新型高致病性病毒,如严重急性呼吸综合征冠状病毒、甲型 H5N1 人禽流感病毒、2009 年新甲型 H1N1 流感病毒和 2013 年甲型 H7N9 人禽流感病毒等,加之社会人口老龄化、器官移植、免疫抑制剂在免疫相关疾病中的应用、人类获得性免疫缺陷综合征发病率增加和患病人数的累积等因素,使新发或再发呼吸道病毒感染的发病率不断增加,而且有些病毒感染所致的病死率极高。

(三)甲氧西林耐药的金黄色葡萄球菌

甲氧西林耐药的金黄色葡萄球菌(MRSA)是引起医院相关性和社区相关性感染的重要致病菌之一,自 1961 年首次发现以来,其临床分离率不断增加,2010 年我国 10 个省市 14 所不同地区医院临床分离菌耐药性监测(CHINET)结果显示,临床分离出的 4452 株金黄色葡萄球

菌(以下简称金葡菌)中 MRSA 比例高达51.7%,占革兰阳性球菌的第
一位。MRSA 已是医院相关性感染最重要的革兰阳性球菌,国外已报
道金葡菌(VRSA)对万古霉素耐药。而更令人震惊的是近年来世界各
地不断报道危及生命的社区获得性 MRSA 感染,防治形势极为严峻。
MRSA 肺炎(无论 HA-MRSA 还是 CA-MRSA 肺炎),推荐应用万古霉
素、利奈唑胺或克林霉素治疗,疗程 7~21 天。伴脓胸者,应及时引流。
MRSA 非复杂性血流感染患者至少给予两周万古霉素或达托霉素静脉
滴注,而对于复杂性血流感染者,依据感染的严重程度建议疗程 4~6
周。到目前为止全球共报道 9 株耐药金黄色葡萄球菌(VRSA),大量耐
药监测数据显示万古霉素对 MRSA 仍保持很好的抗菌活性。

(四)鲍曼不动杆菌感染

　　鲍曼不动杆菌已成为我国院内感染的主要致病菌之一。根据 2010
年中国 CHINET 细菌耐药性监测网数据显示,我国 10 省市 14 家教学
医院鲍曼不动杆菌占临床分离革兰阴性菌的 16.11%,仅次于大肠埃希
菌与肺炎克雷伯菌。首先明确了鲍曼不动杆菌的相关概念,如多重耐
药鲍曼不动杆菌(MDRAB)是指对下列 5 类抗菌药物中至少 3 类抗菌
药物耐药的菌株,包括:抗假单胞菌头孢菌素、抗假单胞菌碳青霉烯类
抗生素、含有 β-内酰胺酶抑制剂的复合制剂(包括哌拉西林/他唑巴坦、
头孢哌酮/舒巴坦、氨苄西林/舒巴坦)、氟喹诺酮类抗菌药物、氨基糖苷
类抗生素。广泛耐药鲍曼不动杆菌(XDRAB)是指仅对 1~2 种潜在有
抗不动杆菌活性的药物(主要指替加环素和/或多黏菌素)敏感的菌株。
全耐药鲍曼不动杆菌(PDRAB)则指对目前所能获得的潜在有抗不动
杆菌活性的抗菌药物(包括多黏菌素、替加环素)均耐药的菌株。在治
疗方面给予了指导性建议:非多重耐药鲍曼不动杆菌感染:可根据药敏
结果选用 β-内酰胺类抗生素等抗菌药物;MDRAB 感染:根据药敏选用
头孢哌酮/舒巴坦、氨苄西林/舒巴坦或碳青霉烯类抗生素,可联合应用
氨基糖苷类抗生素或氟喹诺酮类抗菌药物等;XDRAB 感染:常采用两
药联合方案,甚至 3 药联合方案。两药联合方案包括:①以舒巴坦或含

舒巴坦的复合制剂为基础的联合以下一种：米诺环素（或多西环素）、多黏菌素 E、氨基糖苷类抗生素、碳青霉烯类抗生素等；②以多黏菌素 E 为基础的联合以下一种：含舒巴坦的复合制剂（或舒巴坦）、碳青霉烯类抗生素；③以替加环素为基础的联合以下一种：含舒巴坦的复合制剂（或舒巴坦）、碳青霉烯类抗生素、多黏菌素 E、喹诺酮类抗菌药物、氨基糖苷类抗生素。3 药联合方案有：含舒巴坦的复合制剂（或舒巴坦）＋多西环素＋碳青霉烯类抗生素、亚胺培南＋利福平＋多黏菌素或妥布霉素等。上述方案中，国内目前较多采用以头孢哌酮/舒巴坦为基础的联合方案如头孢哌酮/舒巴坦＋多西环素（静脉滴注）/米诺环素（口服）；另外含碳青霉烯类抗生素的联合方案主要用于同时合并多重耐药肠杆菌科细菌感染的患者。④PDRAB 感染：常需通过联合药敏试验筛选有效的抗菌药物联合治疗方案。

（五）肺炎支原体

肺炎支原体（MP）因无细胞壁而对 β-内酰胺类、万古霉素等作用于细胞壁生物合成的药物完全不敏感，但肺炎支原体含有 DNA 和 RNA 两种核酸，所以可选择干扰和抑制微生物蛋白质合成的大环内酯类抗生素（红霉素、螺旋霉素、交沙霉素、罗红霉素、阿奇霉素和克拉霉素等）；还可选择作用于核糖体 30s，阻止肽链延伸和细菌蛋白质合成、抑制 DNA 复制的四环素类抗生素（如多西环素、米诺环素等）和抑制 DNA 旋转酶并造成染色体不可逆损害以阻断 DNA 复制的喹诺酮类抗菌药物（如诺氟沙星、环丙沙星、左氧氟沙星、吉米沙星和莫西沙星等）。北京朝阳医院报道：67 例流动人员成人肺炎支原体肺炎，大环内酯类耐药高达 69%。冯学威等的调查显示，与喹诺酮类相比，大环内酯类抗生素对支原体肺炎的治疗整体疗效不佳，表现为治疗疗程延长、发热及呼吸道症状改善缓慢、影像吸收延迟，与同类抗生素疗效的比较显示，阿奇霉素和红霉素疗效相仿，左氧氟沙星和莫西沙星之间的疗效比较，差异无统计学意义。但 Goto 最近报道，克拉霉素治疗成人肺炎支原体肺炎有效率达 96.8%。

第三章　循环系统危重症

第一节　急性心力衰竭

心力衰竭是指由于心脏收缩和(或)舒张功能障碍,或心室的前后负荷过重,导致心排血量下降,以致不能满足机体正常代谢需要而导致体循环或肺循环淤血的临床综合征。按发病急缓可分为急性与慢性,医学中主要是对急性心力衰竭(AHF)的处理。AHF分为急性左心衰竭和急性右心衰竭,晚期多为全心衰竭,病人同时有肺循环和体循环淤血的表现。

左心衰竭又分为左房衰竭和左室衰竭。单纯的左房衰竭较为少见,仅见于单纯二尖瓣狭窄。先天性心病中的三房心,由于左房附腔出口狭窄,也可发生如二尖瓣狭窄那样严重的肺淤血。左房黏液瘤,可由于瘤体阻塞二尖瓣口,可产生左房衰竭。左心室衰竭发生于高血压病、冠心病、主动脉瓣病变及二尖瓣关闭不全等。右心衰竭常由左心衰竭发展而来。急性右心室梗死和急性大块肺栓塞常导致急性右心衰竭,主要表现为体循环淤血。肺栓塞引起者可伴有突然出现的严重的呼吸困难、胸痛、咯血、剧烈咳嗽、发绀等。

一、临床表现

1.症状和体征

急性左心衰竭以肺循环淤血为主要表现,临床症状的轻重因肺淤血的程度不同而不同。

(1)在肺泡细胞内水肿期,可有胸闷或胸痛感,轻度烦躁不安,容易疲劳,心悸、多汗及干咳等,这是由于交感神经兴奋、血儿茶酚胺增多及肺淤血的缘故。此时病人心率多增快,肺部听诊可能仅有呼吸音稍增粗或无明显异常。

(2)病情继续发展可进入间质性肺水肿期,此时病人可出现端坐呼吸,阵发性呼吸困难及心源性哮喘症状,这些症状多发生于原有不同程度心衰的病人,但也可发生于心功能代偿期的病人。发作时间多为熟睡1~2h后,病人突然感到胸闷、气急而惊醒,被迫坐起,两腿下垂。轻者呼吸困难可逐渐减轻;重症者坐起或站立后仍感到气急、胸闷,并出现咳嗽,咳白色泡沫样痰,可伴哮喘音,此时肺部听诊可闻及干性罗音及哮鸣音,有少量湿性罗音。多数病人进而发展为急性肺水肿。

(3)急性肺水肿(肺泡性)可由上述阵发性呼吸困难发展而来,也可突然发生于心功能代偿期或心功能正常的病人,它是急性左心衰竭的典型表现。发作时先出现呼吸困难,呈端坐呼吸、胸闷、恐惧感、焦虑、大汗淋漓、咳嗽,并咳出大量白色或粉红色泡沫样痰。发作开始时,肺部无罗音或仅有哮鸣音,但很快于两肺底出现湿性罗音,且由下及上迅速扩散至整个肺部,此时病人面色苍白、口唇发绀。血压开始时正常或升高,但随之即下降,脉搏细弱,最后病人出现神志模糊、休克或窒息,甚至死亡。

严重的左心衰竭常有外周灌注不足的表现。心排血量减低至一定程度,外周器官的灌注减低。正常时的心脏指数(CI)为 $2.6 \sim 4.0 L/(min \cdot m^2)$。低于 $2.6 L/(min \cdot m^2)$ 就可出现外周低灌注,低于 $2.0 L/(min \cdot m^2)$ 就可出现心源性休克。周围低灌注以脑、肾、皮肤最明显,表现为低血压、脉细、少尿、皮肤苍白、出冷汗、烦躁或昏睡。但在慢性心衰时,虽然 CI 低于 $2.0 L/(min \cdot m^2)$,却无明显低灌注的临床表现。

急性左心衰竭的主要体征包括:①心尖搏动弥散,心界扩大(左心室增大,但二尖瓣狭窄时左心房扩大而左心室不大),心动过速。②肺动脉瓣区第二心音亢进,可伴分裂,与肺淤血致肺动脉高压有关。③舒张期奔马律,在心尖区尤其是左侧卧位及心率较快时明显。舒张早期奔马律是左心衰竭较可靠的体征,部分病人也可闻及房性奔马律。④交替脉是左心衰竭的另一重要体征。⑤肺部干性罗音及湿性罗音,⑥可因左心室扩大致相对性二尖瓣关闭不全而在心尖部闻及收缩期吹风样杂音。⑦原有心脏病的体征。

2.辅助检查

(1)心电图:可发现心率增快,心律失常,左心室肥大。心电图检查对判断急性心衰的病因有一定帮助,如急性心肌梗死或快速心律失常引起的急性心衰,心电图有相应的表现。

(2)X线检查:X线胸片有助于了解心脏大小,有无心包积液或胸腔积液,尤其对辨认不同程度的肺淤血有重要意义。肺淤血的征象在X线片上可早期出现。在肺泡细胞内水肿阶段,可发现肺下部血管收缩,血流减少,而肺上部血流增多;在间质性肺水肿时,可见肺门阴影增大,肺血管扩张,边界模糊,在肺底部肋膈角处可见数条 Kerley B 线,亦可见到由肺门伸向肺实质的 Kerley A 线;当肺泡性肺水肿时,典型表现是满肺或大小不等的结节状阴影,边界模糊不清,肺门呈放射状大片云雾样阴影,并累及肺中带,即蝴蝶状阴影。

二、诊断与鉴别诊断

(一)诊断

根据有引起急性左心衰竭的病因,突然出现呼吸困难,咳出大量白色或粉红色泡沫样痰,两肺布满湿性罗音及哮鸣音等临床表现,诊断并不困难。由于急性肺水肿的预后严重,因此在发作初始阶段,当仅有呼吸困难和两肺湿性罗音时,及时作出诊断,从而采取积极有效的治疗措施甚为重要。一些特殊检查如心电图及X线胸片等对了解心衰的病因或血流动力学改变的程度有帮助。

(二)鉴别诊断

急性左心衰竭应与下列伴有呼吸困难的疾病相鉴别。

1.急性肺心病

急性肺心病系由大块或广泛的肺动脉栓塞所致,常有突发的呼吸困难、烦躁、发绀、休克,与急性左心衰相似。但此类病人多见于手术后、长骨骨折、分娩及长期卧床者;发病时胸痛剧烈,常伴有咳嗽、咯血而咳痰较少;肺部听诊多有呼吸音粗糙,可伴有哮鸣音,但多无大量湿性罗音;肺动脉瓣区第二心音亢进及分裂,并有响亮的收缩期杂音及右心室扩张的表现;心电图可出现急性右心室扩张表现,如电轴右偏、Ⅲ导联出现 Q 波及 T 波倒置、右胸导联及 aVR 导联 R 波增大等。

2.自发性气胸

自发性气胸多发生于原来健康的青壮年或有肺气肿、肺大泡、肺结核等病史者。发作时胸痛剧烈,刺激性干咳;患侧胸廓膨胀,肋间隙增宽,叩诊为鼓音,听诊呼吸音减低或消失而无干湿性罗音;胸部 X 线检查可确诊。

3.支气管哮喘

支气管哮喘多发生于青少年,常有反复发作的病史,且发作多在冬春季,也可有家族史。常突然发作、突然停止,X 线胸片示心脏正常、肺野透亮度增加。而心源性哮喘多见于中年以上,多发生于高血压、冠心病、二尖瓣狭窄的病人,常在夜间熟睡后突然发作,多有相应的心脏体征。

4.ARDS

ARDS 常因创伤、感染、休克、误吸、氧中毒等因素引起,喜平卧而不愿端坐位,PCWP≤18mmHg,X 线示双肺弥漫性间质浸润等,可与左心衰鉴别。

5.其他原因引起的肺水肿

如农药中毒、海洛因中毒及高原性肺水肿等。

三、救治措施

急性心力衰竭的治疗原则以增强心肌收缩力和减轻心脏负荷为

主。由于该病发病急骤,病情严重,病死率高,故应争分夺秒紧急处理。防止左心衰竭发展到急性肺水肿阶段,是降低死亡率的关键。对院前急救病人,现场处理至关重要。

(一)急性左心衰竭的初发阶段,及时采取下列措施,往往使病情很快得到控制

1.适当体位

使病人采取坐位或半卧位,两腿下垂,以减少静脉回流。必要时加止血带轮流结扎四肢。

2.吸氧

以 6～8L/min 鼻导管吸入,或面罩高流量吸氧,可给 60％～100％的氧吸入。

3.应用吗啡

5～10mg 皮下或肌内注射,特别适用于间质性肺水肿及早期肺泡内水肿期,有镇静、抑制过度兴奋的呼吸中枢、扩张小动脉及静脉、增加内脏循环血量等作用。对伴有支气管痉挛者可用哌替啶 50～100mg,肌内注射。但对肺水肿晚期、休克及呼吸衰竭者,则禁用吗啡及哌替啶,以免加重对呼吸的抑制。

4.血管扩张剂

硝酸甘油 0.5mg 或硝酸异山梨酯 10mg 舌下含化,可扩张小静脉。也可选用硝苯地平(心痛定)10～20mg 含化,扩张小动脉。

5.快速利尿

呋塞米 20～40mg 或依他尼酸钠 25～50mg 静注。已有心源性休克者不用。一般静注 5～10min 起作用,30min 达高峰。可在 15～20min 后重复注射。

6.病因治疗

如高度二尖瓣狭窄的紧急二尖瓣分离术,急性心包填塞者的心包穿刺减压,严重心律失常的纠正等。

(二)若以上治疗无效或肺水肿已较严重,即应在上述治疗的基础上,采用以下治疗措施

1.应用强心药

(1)最常用的是强心苷类:能直接增强心肌收缩力,同时延长房室传导,使心率减慢,适用于以心肌收缩功能异常为特征的心衰及室上性因素所致的心室率过速,对房颤或室上速诱发的心衰尤为适宜。常用毛花苷 C(西地兰)0.4mg 稀释于 5% 葡萄糖液 20mL 缓慢静注,5~10min 起作用,0.5~2h 达高峰,维持 1~2 天,必要时于首剂 2~6h 后再给 0.2~0.4mg。冠心病者可用毒毛花苷 K 0.25~0.5mg 静注。若两周内用过洋地黄,则应酌情减量。急性症状控制后可予地高辛 0.125~0.25mg/d 维持疗效。

以下情况应慎用或不用:预激综合征伴室上速或房颤者,显著心动过缓,Ⅱ度以上房室传导阻滞,肥厚型梗阻性心肌病,缩窄性心包炎,明显低钾血症,急性心肌梗死后 12~24h 内不宜常规使用。避免与钙剂同时应用。

(2)儿茶酚胺类:常用多巴胺及多巴酚丁胺。直接兴奋心脏 β 受体而使心肌细胞内 cAMP 增加,增强心肌收缩力,还能改善心脏的舒张功能;兴奋肾、肠系膜、脑的小血管及冠状动脉的多巴胺受体,使这些血管扩张而增加血流量,并有利尿作用。多巴胺剂量大于 10~15μg/(kg·min)时兴奋 α 受体,使血压升高,对心衰伴血压偏低或心源性休克者有利。多巴酚丁胺对血压及心率影响较小,常用 2.5~10μg/(kg·min)静滴。临床上常以多巴胺与硝酸甘油合用。

(3)磷酸二酯酶抑制剂:常用氨力农(氨联吡啶酮)及米力农(二联吡啶酮)。可减慢心肌细胞内 cAMP 的降解速度而起正性肌力作用,且直接扩张外周血管,并可改善左室舒张功能。米力农的正性肌力作用为氨力农的 10~30 倍,在增强收缩力同时,降低后负荷,不增加心肌的耗氧量,常用于急性心肌梗死后伴发的心力衰竭。米力农用法:50μg/kg 用 5% 葡萄糖溶液稀释至 10mL,缓慢静注,可继以 0.5μg/(kg·min)

静滴。

若是单纯二尖瓣狭窄引起的肺水肿，则不宜用强心药，以免因右心输出量增加而加重肺淤血。此时宜利尿或用扩血管药，但伴心房颤动、心室率快时可使用洋地黄制剂。

2.静脉应用血管扩张剂

酚妥拉明静脉滴注 $0.1\sim2mg/min$。对于血压高而急需降压者静滴硝普钠 $15\sim200\mu g/min$，需作血压和心电监护。二尖瓣狭窄及主动脉狭窄者忌用。亦可选用硝酸甘油静滴。

3.应用氨茶碱

氨茶碱具有扩张支气管、改善通气作用，特别适用于伴有支气管痉挛者；具有正性肌力作用及轻度扩张小静脉、冠脉，并有加强利尿作用，尤其是在难以判断心源性哮喘或支气管哮喘时，使用该药较为安全。一般以 $0.25g$ 加入 10% 葡萄糖溶液 $20mL$ 中缓慢静注，可以 $0.9mg/(kg \cdot h)$ 的剂量持续静滴，有肝、肾功能不全者注意减量，静注过快易引起心律失常。

4.去泡沫剂及机械辅助呼吸的应用

在肺泡性肺水肿阶段，应尽早使用消泡剂，改善通气，可把氧气通过盛有 $20\%\sim30\%$ 的酒精瓶中，也可用二甲基硅油消泡气雾剂吸入。对极严重的肺水肿，有神志不清、休克而痰液较多时，宜作气管内吸痰，作气管插管配合机械通气，常用的方式有间歇正压呼吸（IPPB 及 PEEP）。对血容量低、气胸、肺大泡及急性心肌梗死病人，应用机械呼吸应慎重。

5.肾上腺皮质激素

提高机体应激反应能力，对支气管有扩张作用，减低肺毛细血管通透性，并有促进利尿、抗休克等作用。可予地塞米松 $10\sim20mg$ 静注或稀释于 5% 葡萄糖液中静滴，亦可予氢化可的松 $100\sim300mg$ 加入 5% 葡萄糖液中静滴。

6.纠正酸中毒

对于病程稍长的病人,由于缺氧,体内乳酸产生增多,应注意纠正代谢性酸中毒,可予5%碳酸氢钠溶液40～60mL静注。

四、监测与护理

急性左心衰竭来势凶猛,病情危急,医护人员必须密切配合,分秒必争地进行抢救,务使各种措施及时、果断、正确与有效,以挽救病人的生命。应作好以下几项工作。

1.严密观察病情变化

本病变化急剧,预后严重,护理人员应严密观察病情变化,特别应注意病人的神志、出汗、发绀、咳痰(量、性质、有无泡沫及咯血)、心率、心律、呼吸、血压、尿量、胸痛及末梢循环情况,及时对症处理。

2.准备好各种抢救药物

准备好各种抢救药物如镇静剂(吗啡、哌替啶),快速洋地黄制剂(西地兰、毒毛花苷K),血管扩张剂(硝酸甘油、硝普钠、酚妥拉明等),快速利尿剂(呋塞米、利尿酸钠、丁尿胺),氨茶碱,肾上腺皮质激素等。还需备好抗心律失常药物及除颤器。要求护士应熟悉上述各种药物的药理作用、适应证及禁忌证、用法及用量、副作用及处理,以便更好地配合医生进行抢救。

3.协助病人取半卧位或半坐位

协助病人取半卧位或半坐位,两腿下垂(休克者例外),给予高流量吸氧(6～8L/min),并应用酒精等去泡沫剂(将75%的酒精放入湿化瓶内)。

4.四肢轮换缚扎止血带

应熟悉及正确掌握操作方法,先缚扎三个肢体、然后按一定方向(顺时针或逆时针),每隔15min顺序松解一个肢体,同时缚扎另一个肢体,每个肢体连续缚扎不要超过45min。结扎勿过紧或过松,以阻断静脉回流保持动脉通畅(用触诊肢体远端动脉判定,若用血压表袖带缚扎,则其压力应在收缩压与舒张压之间)。在橡皮带与皮肤之间放一软布,以保护皮肤,减少刺激。操作完毕,可每隔 15min 放松一个肢体,以免大量血液同时回流到心脏再度引起肺水肿。症状缓解后仍应密切观察,继续采取必要的治疗措施,以防复发。

5.根据原发病因进行护理

若为输液过多过快引起者,应立即停止输液,如为心源性肺水肿,应按医嘱给予强心剂、利尿剂、血管扩张剂以及镇静剂等,及时纠正心衰。

6.其他

病人多有焦虑不安、恐惧,应作好心理护理,对病人进行安慰与鼓励,最好有一名护士在病人身边,以增强其信心。

第二节　急性冠状动脉综合征

急性冠状动脉综合征(ACS)是冠心病心肌缺血急性发作过程中的一个类型,冠状动脉粥样硬化是其病理基础,心肌急性缺氧是其发病原因,大多是由慢性稳定性心绞痛演变或恶化而来。ACS 根据其临床表现可分为不稳定性心绞痛、心电图 ST 段不抬高的心肌梗死及 ST 段抬高性心肌梗死。不论引起不稳定性心绞痛是何种原因,持续心肌缺血的结果将是心肌梗死。ACS 的早期识别,快速有效的治疗,能挽救部分缺血心肌,缩小梗死面积,甚至避免心肌梗死发生。

一、临床分类

1.ACS 分类

第一类:包括不稳定性心绞痛及非 ST 段抬高心肌梗死。非 ST 段抬高心肌梗死的发病率为 75%,高于 ST 段抬高性心肌梗死(发病率为 25%)。非 ST 段抬高心肌梗死的血栓是以血小板为主,又称白色血栓,血管腔未完全闭塞。

第二类：为 ST 段抬高心肌梗死。其血栓是以纤维蛋白为主，又称红色血栓，血管腔完全闭塞。

2.心肌标志物

肌钙蛋白是鉴别不稳定心绞痛与非 ST 段抬高心肌梗死的主要依据。目前测定的肌钙蛋白有两种，即肌钙蛋白 T(TnT)与肌钙蛋白 I(Tnl)。不稳定心绞痛，肌钙蛋白不升高。急性心肌梗死时肌钙蛋白升高。Tnl 的特异性高于 TnT。Tnl 及 TnT 一般每 6h 测一次，连续两次正常，可除外心肌梗死。

3.ACS 危险程度分类

ACS 低危——发作时 ST 段抬高＜1mV，胸痛＜20min，Tnl 及 TnT 正常。

ACS 中危——发作时 ST 段抬高＜1mV，胸痛＜20min，Tnl 及 TnT 轻度升高。

ACS 高危——发作时 ST 段抬高＞1mV，胸痛＞20min，Tnl 及 TnT 明显升高。

二、临床表现、诊断与鉴别诊断

ACS 诊断主要依据冠心病病史及临床表现。包括冠心病易患因素、心肌缺血临床表现（由稳定性心绞痛转为不稳定心绞痛或心肌梗死）、心电图及心肌标志物的改变等，可以作出诊断。

1.稳定性心绞痛

胸痛发作持续时间多为 5～15min，一般不超过 15min，多于劳累后过度紧张激动后发病，休息及服用硝酸酯类药物可以缓解。

2.不稳定性心绞痛

胸痛发作持续时间一般达到或超过 15min，主要有以下三种类型：

(1)新近发生的劳累后心绞痛，发病时间在一个月之内。

(2)心绞痛发作频率及持续时间增加，硝酸甘油不能缓解。

(3)静息性心绞痛，包括变异性心绞痛、卧位性心绞痛等。

不稳定性心绞痛肌钙蛋白 TnT 及 Tnl 不升高。

3.心电图 ST 段不抬高的心肌梗死

临床有不稳定性心绞痛表现,肌钙蛋白 Tnl、TnT 升高,应考虑有心肌梗死可能。

4.ST 段抬高心肌梗死

根据超早期巨大 T 波及弓背型 ST 段抬高、ST-T 波动态演变、肌钙蛋白阳性等,结合临床表现不难诊断。

胸痛是 ACS 诊断的重要依据之一,但也有少数病人可以无痛或疼痛部位不典型或仅有颈、颌、耳、上腹等不适。

三、ACS 治疗

1.院前治疗

开放静脉通路,氧气吸入,舌下含硝酸甘油,氧饱和度监测,心电监测等。2000 年国际复苏指南建议采用 MONA 方针,M(吗啡)能有效止痛,降低氧需及前负荷;O(氧气)改善缺氧;N(硝酸甘油)能对抗血管痉挛,降低心脏前后负荷及氧需;A(阿司匹林)抑制凝血酶诱导的血小板聚集。

2.院内治疗

(1)ST 段抬高心肌梗死的治疗:无禁忌的病人立即给予溶栓或直接作介入治疗。急诊溶栓不再受到年龄限制。溶栓时间窗由 6h 延长至 12h。

溶栓治疗常用药物:①尿激酶(UK)2 万单位/千克,30min,静注;②链激酶(SK)150 万单位,30min,静注;③重组纤溶酶原激活物(rt-PA)50～100mg,90min,静注;④重组链激酶(r-SK)150 万单位,30min,静注。

介入治疗(PTCA)指证:AMI 发生于老年,年龄>75 岁,或有溶栓禁忌证,有心衰或心源性休克者。

(2)非 ST 段抬高心肌梗死或不稳定性心绞痛的治疗:加强临床观

察,监测 EKG 及 TnI、TnT 的动态变化,进行综合治疗,包括抗凝、硝酸甘油、β-受体阻滞剂、钙拮抗剂等。

1)抗凝药物:①阿司匹林 160～324mg/d,最低维持量为 75mg/d。②低分子肝素 1mg/(kg·d),皮下注射,每 12h 一次,该药半衰期长,生物利用度高,出血危险少。③塞氯匹啶、氯吡格雷是 ADP 受体拮抗剂,对阿司匹林不能耐受者可选用此类药物。塞氯匹啶剂量为 250mg,口服,每日 2 次,氯吡格雷首服 300mg,口服,继以 75mg,每日 1 次。④阿昔单抗是强效广谱抗凝药物,可使血小板聚集减少 80%,静脉注射后作用持续 48h,适用于 PTCA。用法为 0.25μg/kg,静注,继以 0.125μg/(kg·min),静注,共 12h。最大剂量为 10μg/min。

2)抗心肌缺血治疗:可用下列药物:①硝酸酯类含服、口服或静脉内注射。②β 受体阻滞剂。有抗心律失常,抗高血压,降低心肌缺血,减少心肌氧供需不平衡,缩小心肌梗死面积,改善近期及远期预后。口服倍他乐克,自小剂量开始,12～25mg,每日 2 次。有心衰、哮喘及传导阻滞者忌用。③钙拮抗剂:能扩张冠脉,改善侧支循环,有稳定斑块作用。

非 ST 段抬高心肌梗死不主张溶栓,也不作直接 PTCA,而应给予综合治疗、观察,必要时择期作间接 PTCA。

第三节　急性心肌梗死

急性心肌梗死(AMI)大多数是由于冠状动脉粥样硬化所引起(偶见由于冠状动脉炎症、栓塞及先天性畸形),当冠状动脉在粥样硬化病变基础上发生血供急剧减少或中断,以致供血区域的心肌发生持久而严重的缺血性损害,形成不可逆坏死。

不同类型的冠状动脉阻塞使梗死的心肌呈现为不同类型的病理改变,从而亦造成病人的临床表现、心电图演变及血清心肌损伤相关标记物出现不同的改变。归纳起来大致有以下几种心肌梗死病理类型:

①贯穿全层心壁的区域性、透壁性梗死;②非透壁性梗死;③呈层状(或环状)的坏死;④在层状梗死基础上有局部小范围透壁梗死(即呈镶嵌型);⑤镜下灶性梗死。

急性心肌梗死根据其临床症状结合心电图表现及血清中心肌损伤相关标志物的测定,常分为急性期(坏死损伤期)、亚急性期(恢复期)及愈合期(纤维疤痕形成期)。此可为临床治疗、预后判断提供指导。

一、临床表现

1.前驱症状(先兆征象)

有20%～60%的病人有前驱症状,以频发心绞痛和/或心绞痛加重为最多见,亦可表现为休息时或较轻活动时发生胸部不适。

2.胸闷痛症状

除呈典型心肌梗死表现外,也有胸痛为反复多次发作与缓解交替,呈波浪形发展而难以确定哪一次是造成心肌梗死的胸痛;亦有无胸痛症状者,特别是70岁以上的高龄者。

3.其他症状

有50%以上的病人可出现恶心和呕吐,特别多见于有下壁梗死的病人;少数还会出现难治性呃逆;其他尚可有极度虚弱、出冷汗、心悸甚至濒死感觉。

4.体征

随病人所出现的血液动力学变化、心电图变化及心脏组织结构受损情况而出现相关体征。

二、心电图表现

常规12导联心电图检查获得的阳性显示仅70%～80%,增加检查导联并按临床情况增加检查频度可提高阳性率,但无 S-T 段抬高、无病理性 Q 波甚至始终显示为正常心电图者亦为数不少。以下情况常会造成心电图上不出现病理性 Q 波:①并发完全性左束支传导阻滞;②外层心肌仍保留未坏死（＞1/4）；③坏死灶＜15mm；④初始向量的影响（0.03～0.04s）；⑤预激综合征；⑥电轴＋30～＋90度；⑦起初梗死坏死量小；⑧梗死的边缘地区血供较好；⑨血管未完全阻塞；⑩血栓已有自动溶解。

三、血清心肌损伤相关标志物测定

急性心梗时出现血清相关心肌酶的变化。由于与心肌相关的大多数酶也存在于心脏以外的组织，故其特异性并不高，除须考虑心脏以外的许多情况外（如胰腺炎、胆囊炎、肺炎、脑血管病等）；还要考虑心脏本身其他情况（如心肌炎、心力衰竭等）；另更要考虑其敏感性又与检测的时间、方法、梗死的范围相关。

急性心梗时血清相关心肌结构蛋白的变化以肌红蛋白出现时间最早，但特异性远不及肌钙蛋白Ⅰ及Ｔ，后者还具有较长的诊断时间窗，并还可应用作为判断再灌注的参考指标。

四、相关影像学的检查

冠状动脉造影不仅对急性心梗具有确定性诊断价值，而且对治疗选择、病情及预后判断具有较高的客观依据，但对微血管性梗死（又称镜下梗死）及冠脉痉挛性梗死尚不能提供依据，前者临床上仍依靠心肌肌钙蛋白的测定，后者则主要根据心电图及与临床结合。

五、诊断与鉴别诊断

（一）诊断

对于具有典型的临床表现、特征性心电图改变和实验室检查发现的病人可诊断本病。

（二）鉴别诊断

1.不稳定性心绞痛

心绞痛部位和心肌梗死相同，但心绞痛的时间一般不超过半小时，不伴有恶心、呕吐、休克、心力衰竭,也无血清酶的改变,发作时虽有 ST 段和 T 波的改变,但多为一过性。

2.肺动脉栓塞

可发生胸痛、气促、休克等,无咯血症状者类似于 AMI,心电图表现电轴右偏,I 导联 S 波加深,一般不出现 Q 波,Ⅲ 导联 Q 波加深,V_1 呈现 QR 型,有时出现肺性 P 波。肺动脉栓塞较心肌梗死心电图改变快速而短暂,血清乳酸脱氢酶稍高。发热及白细胞升高多在 24h 内出现。

3.主动脉夹层动脉瘤

表现为突然的前胸痛,开始即较为剧烈。疼痛范围广泛,可同时有相应的脏器受累的症状和体征。发病常伴有休克症状,血压可以很高,X 线检查主动脉进行性增宽,超声检查、CT 和 MRI 检查可明确诊断。

4.急性心包炎

急性心包炎在胸痛的同时或以前有发热和白细胞增高,在发病当天或数小时内即听到心包摩擦音,其疼痛与体位有关,常于深呼吸时加重。心电图上多个导联 ST 段抬高,ST 段升高的程度<0.5mV,不具有定位性。伴有心包积液时可出现低电压,不引起 Q 波,也无心肌酶升高。

5.急腹症

急性胆囊炎、胆石症、胃及十二指肠穿孔、急性胰腺炎、急性胃炎等产生的急性上腹部疼痛常伴有呕吐或休克,可与 AMI 的胸痛波及上腹部痛相混淆。但急腹症的腹部体征明显,根据病史、腹部平片、心电图及心肌酶谱检查,可作鉴别。

6.其他

如肺炎、急性胸膜炎、肋间神经炎、自发性气胸、纵隔气肿、胸部带状疱疹等疾病均可引起胸痛,但注意体征、X 线胸片和心电图特征不难鉴别。

六、急性心肌梗死的治疗

(一)急性心肌梗死治疗发展史

第一阶段(1912～50年代末)——临床观察阶段,住院死亡率在30%左右。

第二阶段(60年代早期～70年代)——心电监护+心律失常处理,使住院死亡率下降50%,但后期死亡及病残率升高。

第三阶段(70年代末开始)——高新技术应用阶段,医院内死亡率下降至10%以下。但治疗过度、昂贵及不必需的检查做得太多,诊疗费用猛涨。

第四阶段(目前推广采用)——按临床资料论据进行诊治。即在病程中连续作好评估,包括:早期再通,心律失常,心功能情况,冠脉病变,心室重构,预后判断及二级预防等,并根据评估予以处理。

(二)急性心梗治疗原则

急性心梗治疗原则是提高心肌供氧、降低心肌耗氧、改善心肌代谢、防止因不稳定引起心律紊乱、缩小甚至消除梗死区域、保护心功能、控制避免心脏泵衰竭的发生。

(三)冠脉再通治疗

1.溶栓治疗

(1)以下情况在选择溶栓治疗时应予考虑:①心电图上仅表现为T波倒置者溶栓治疗无益处。②心电图正常的急性心梗病人常预后良好,其进行溶栓治疗的死亡率与不作溶栓治疗者无显著差异,故不能从溶栓治疗中得益,应密切监测,一旦出现S-T段抬高可立即进行溶栓治疗。③心电图上仅表现为S-T段下降者,有认为非但不能从溶栓治疗中受益反而可能有害。④对临床诊断为急性冠脉综合征者,当扩冠、抗凝、降纤等治疗均无效时可以试行溶栓治疗,但药物剂量应选择小剂量(不超过正常用量一半)。⑤确定为心绞痛病人原则上不宜行溶栓治疗(对小剂量溶栓仍有争议)。

(2)溶栓药物选择:①链激酶与重组链激酶;②尿激酶与重组尿激酶;③组织型纤维蛋白酶原激活剂(rt-PA);④酰化纤维蛋白溶酶原-链激酶激活剂复合剂(APSAC)。

(3)冠脉再通的判断:

1)确切指标:冠脉造影-TIMI 达到Ⅲ级

2)间接指标:①溶栓后 2h 内胸痛基本缓解。②溶栓后 2h 内抬高的 ST 段下降≥50%。③溶栓 2h 内出现新的心律失常。④心肌酶峰值前移(CK-MB≤14h)。具备上述 4 项中 2 项或以上可判断再通,但 2 与 3 组合不能判定再通。⑤早期终末 T 波倒置(必须在溶栓后 1h 之内)。

(4)溶栓治疗存在的主要问题:①严重出血并发症(发生率为 0.5%~1%),并且无法预测,若发生在脑部常是致死性的。②再灌注损害,再灌注心律失常,其出现时间常与再通相吻合,但如不及时处理亦可致命。③再灌注顿抑,可影响心肌收缩功能,其发生与恢复无法预测。

(5)溶栓治疗禁忌证:①有脑出血或蛛网膜下隙出血史。②近期(2 周内)有各种活动性出血情况或手术史。③近半年内有头颅损伤。④颅内占位性病变或动静脉畸形。⑤出血性疾病或有出血倾向。⑥妊娠。⑦严重未控制的高血压(收缩压＞200mmHg,舒张压＞120mmHg)。⑧出血性视网膜病变或其他出血性眼病。

另外,发病在 12~24h 之间的病人仍可从溶栓中受益,但要具体分析对待,超过 24h 的病人已无治疗价值。

2.经皮冠脉腔内成形术(PTCA)

大致可分为以下三种情况:①立即 PTCA(直接 PTCA);②补救性 PTCA;③延迟 PTCA(选择性 PTCA)。

对溶栓成功者均应避免进行立即 PTCA。冠脉造影显示狭窄＜50%者进行 PTCA 要慎重考虑,对≥90%狭窄者要尽早行 PTCA。

对发现新鲜斑块者要作支架安置。

3.冠状动脉旁路移植术(CABG)

急诊冠脉搭桥术的适应证有:①PTCA 治疗失败,有持久的胸痛和

（或）血流动力学不稳定;②冠状动脉左主干或 3 支血管病变者心肌梗死发生后仍有心绞痛发作,或左前降支近端病变,有两支血管受累,或双支血管病变并左室功能差,不宜行 PTCA 者;③合并急性室间隔缺损或急性二尖瓣关闭不全行手术修补的同时行冠脉搭桥术;④其他不适合行 PTCA 者。

（四）急性心肌梗死的药物治疗

1.硝酸酯类药物

硝酸甘油 10mg 加入 5% 葡萄糖注射液 500mL 中静脉滴注,或硝酸异山梨酯 50mg 加入葡萄糖注射液 250~500mL 中静脉滴注,能扩张冠状动脉及外周动脉。根据血压来调整滴速,必要时适当加用升压药物。

2.钙拮抗剂

主要有硝苯地平 10~20mg/d,口服 20min 起效,半衰期 3~4h。

3.β-受体阻滞剂的应用

如果病人心率较快,血压不低而且无心力衰竭,可给予 β-受体阻滞剂。严重心力衰竭,房室传导阻滞及下壁心肌梗死病人忌用。

4.血管紧张素转换酶抑制剂（ACEI）

可减小外周阻力,减轻心脏负担,缩小梗死面积。应在血压稳定后从小剂量开始,逐步调整剂量。

5.抗血小板药物

阿斯匹林 75~150mg,口服,1 次/天。氯噻匹定 250mg,口服,1~2 次/天。氯吡格雷 75mg,口服,1 次/天。

6.止痛、镇静

疼痛剧烈者可给予吗啡 5~10mg 或哌替啶 50~100mg 肌注,以后每 4~6h 可重复应用。上述药物有降低血压、抑制呼吸以及致恶心、呕吐等副作用。对于高龄、慢性肺疾患、房室传导阻滞、心动过缓等应慎用吗啡。疼痛较轻者给予可待因或罂粟碱 0.03~0.06g 肌注。

7.极化液

10％氯化钾 10mL＋25％硫酸镁 20mL＋胰岛素 8～12U 加入到 10％葡萄糖注射液 500mL 中静滴,以改善心肌细胞代谢及维持心电活动稳定性。

8.抗心律失常药物

不支持常规预防性应用抗心律失常药物,但对急性心梗时出现的室性心律失常及其他严重心律失常仍宜尽早应用。而频发复杂室性早搏及室速常是病人预后不良的独立危险因素。

(五)心源性低排与泵衰的治疗

右室梗死应慎用利尿剂和硝酸甘油制剂,并需在应用时密切注意血流动力学变化。当右室梗死出现低排时可试以扩容治疗,以维持右室足够的前负荷,而近来更倾向于应用多巴胺加上适当扩容治疗,必要时亦可再加阿拉明、多巴酚丁胺治疗。对急性心梗并发心源性休克,单用内科药物治疗,其死亡率可高达 80％～100％。近年来临床治疗表明及时恢复梗死心肌的血供,减轻受累心肌的负荷,能明显提高存活率。其治疗方法应根据临床具体情况,权衡利弊来考虑。

对并发心源性休克病人直接 PTCA 治疗可使死亡率由传统疗法的 80％以上降至 40％左右。

尽早溶栓治疗亦可降低死亡率,如果失败可即刻行补救性 PTCA。

对行 PTCA 失败或无指证的心源性休克病人可在主动脉内球囊反搏术(IABP)或人工心肺旁路的支持下进行急诊冠脉搭桥术。

第四节　严重心律失常

严重心律失常是指各种原因所致的突发的、紧急的严重心律紊乱或原有的心律失常进一步加重与恶化,导致病人严重的血流动力学障碍甚至对生命构成威胁。主要包括阵发性室上速、阵发性房颤、某些室性早搏、持续性室速、尖端扭转型室速、室颤及Ⅱ度以上房室传导阻滞等。

一、阵发性室上性心动过速（PSVT）

（一）临床特点

突然发作、突然终止，发作时间可持续数分钟、数小时或数日，部分病人发作时可伴有晕厥先兆或晕厥。

（二）心电图特点

PSVT 分为房性与交界区性，但因 P 波常不易辨别，故将两者统称之为室上性，心律绝对规则，频率多在 150～240 次/分钟，QRS 波与窦性者相同，但若有束支传导阻滞或因差异传导时可宽大畸形，ST-T 可有继发性改变。

（三）急救处理

可先用简单的迷走神经刺激法，无效者可采用药物治疗。

1.机械刺激迷走神经

（1）用压舌板刺激悬雍垂，诱发恶心呕吐；

（2）深吸气后屏气再用力做呼气动作（Valsava 法）；

（3）颈动脉按摩，病人取仰卧位，先按摩右侧 5～10s，无效再按摩左侧，切忌两侧同时按摩，以防引起脑部缺血；

（4）压迫眼球：嘱病员眼球向下，用拇指压迫一侧眼球上部 10～15s，如无效可试另一侧。老人不宜用此法，有青光眼或高度近视者禁用此法。

2.抗心律失常药物

（1）维拉帕米（异搏定）：5mg 稀释后静注（5min），发作中止即停止注射。15min 后未能转复者可重复 1 次。

（2）普罗帕酮（心律平）：70mg 稀释后静注（5min），10～20min 后无效可重复 1 次。

（3）三磷酸腺苷（ATP）：常用 ATP10～20mg 稀释后快速静注.5～10s 注射完毕，未复律者可 3～5min 后重复 1 次。

（4）洋地黄：毛花苷 C（西地兰）0.4mg 稀释后缓慢静注.无效者可于

2h后再给予0.2～0.4mg,室上速伴有心功能不全者首选,不能排除预激综合征者禁用。

3.电复律

药物无效且发生明显血流动力学障碍者,可考虑同步直流电复律,能量不超过30J,但洋地黄中毒者忌用此法。

二、阵发性室性心动过速(PVT)

(一)临床特点

为突发、突止的心动过速,发作时心排血量减少,症状取决于心室率及持续时间,持续30s以上者有心排血不足表现,包括气急、少尿、低血压、心绞痛或晕厥。

(二)心电图特点

连续3个或3个以上的室性异位搏动,QRS波群宽大畸形.QRS时限大于0.12s,心室律基本规整,频率多为140～200次/分钟,可有继发性ST-T改变,有时可以见到保持固有节律的窦性P波融合于QRS波的不同部位,并可发生心室夺获。

(三)急救处理

力争在最短时间内控制发作,在选用抗心律失常药物的同时,应做好直流电同步复律的准备,伴有休克者应予抗休克及必要的病因治疗。

1.利多卡因

为首选药物,50～100mg静注,1～2min注完,必要时5～10min后再给50mg,直至心律转复或总量达300mg为止,有效后以1～4mg/min的速度静脉滴注24～48h。

2.普罗帕酮(心律平)

以1.0～1.5mg/kg剂量稀释后缓慢静注,20min后可重复,总量可用至280～350mg,室速中止后可以0.3mg/min静脉滴注维持。禁忌症有重度心衰、严重心动过缓、窦房、房室、室内传导阻滞等。

3.普鲁卡因酰胺

以 100mg 静注(3～5min),每隔 5～10min 重复 1 次,直至有效或总量达 1000mg。有效后以 1～4mg 静脉滴注维持。静脉应用过程中,如出现血压下降应立即停止注射。

4.胺碘酮

以 3mg/kg 稀释后缓慢静注,或以 5～10mg/kg 加入液体 100mL中于 30min 内静脉滴注直至发作停止,一般一日量不超过 300～450mg。主要禁忌症有严重心动过缓、高度房室传导阻滞等。

5.苯妥英钠

最佳适应证为洋地黄中毒病人。可用 100～250mg 加入注射用水20～40mL 中缓慢静注(5min 以上),必要时 10min 后可重复静注100mg,2h 内不宜超过 500mg,一日量不超过 1000mg。禁忌症有低血压、高度房室传导阻滞(洋地黄中毒例外)、严重心动过缓等。

6.溴苄胺

5～10mg/kg 稀释后缓慢静注(至少 8min),必要时隔 15～30min重复应用。主要副作用有恶心、呕吐、严重低血压。禁忌症为严重心衰、休克等。

7.电复律

对室速伴有明显血流动力学障碍、药物治疗无效以及室速持续时间超过 2h 者应用同步直流电复律,初次能量为 50J,转复不成功再加大能量至 100～200J,或先静注利多卡因或溴苄胺后再加大电击能量,转复成功后尚需抗心律失常药物静滴维持,预防复发,洋地黄引起的室速药物无效时宜用低能量电复律。

三、尖端扭转型室速(Tdp)

(一)临床特点

Tdp 是一种较为严重的室性心律失常,发作时呈室性心动过速特征,QRS 波的尖端围绕基线扭转,典型者多伴有 Q-T 间期延长。其发生机理与折返有关,因心肌细胞传导缓慢、心室复极不一致引起。常反复发作,易致昏厥,可发展为室颤致死。常见病因为各种原因所致的Q-T间期延长综合征、严重的心肌缺血或其他心肌病变、使用延长心肌复极药物(如奎尼丁、普鲁卡因酰胺、胺碘酮等)以及电解质紊乱(如低钾、低镁)。

(二)心电图特点

①发作时,QRS波群每隔3~10个绕着等电位线扭转。②室速常由联律间距较长的室早诱发,室早呈二联律伴RonT或RonP。③发作间歇期QT间期延长,常超过0.6s。④发作时心室率大于150次/分钟,常大于200次/分钟,有时可达300次/分钟。⑤有自发终止倾向,但常发展为室颤。

(三)急救处理

1.属于获得性病因者(间歇依赖性Tdp)

(1)静脉补钾和补镁:低钾可使细胞膜对钾的通透性降低,使复极延迟,根据缺钾程度通常用氯化钾静脉滴注;镁可激活细胞膜上ATP酶而使复极均匀化以及改善心肌代谢等,可予1~2g硫酸镁稀释后缓慢静注,继以1~8mg/min持续静滴。

(2)异丙肾上腺素:1~4μg/min静脉滴注,随时调节剂量,使心室率维持在90~110次/分钟。应用异丙肾上腺素可缩短QT间期及提高基础心率,使心室复极差异缩小,有利于控制Tdp的发作。

(3)Tdp发作时,可试用Ⅰb类抗心律失常药物如利多卡因、苯妥英钠,禁用Ⅰa、Ⅰc和Ⅲ类抗心律失常药。

(4)Tdp持续发作时,应按心搏骤停原则救治,有室颤倾向者,可用低能量电复律。

(5)对顽固发作伴严重心动过缓、严重传导阻滞者,宜安装永久起搏器。

2.属先天性病因者(肾上腺素能依赖性Tdp)

(1)β受体阻滞剂为首选药物,常用美托洛尔25~50mg,每日2~3

次,口服,或普萘洛尔 10~30mg,每日 3 次,口服。β受体阻滞剂可使心率减慢,Q-T 间期因此延长,但 QTc 可能缩短。治疗效果以长期随访不再有晕厥发作来衡量,而 Q-T 间期可能并不明显缩短。

（2）对上述药物治疗无效的持续性发作者可采用直流电复律或安装永久性起搏器。

（3）病人应避免剧烈体力活动及精神刺激,禁用延长心室复极和儿茶酚胺类药物。

四、心室扑动（VF）与心室颤动（Vf）

（一）临床特点

心室扑动与颤动是急救中最危重的心律失常,如处理不及时或处理不当可使病人在短时间内死亡,故又称为临终心律。发生室扑与室颤时,心脏失去排血功能,病人有晕厥及阿-斯综合征表现。

（二）心电图特点

1.心室扑动

无正常 QRS-T 波群,代之以连续快速而相对规则的大振幅波动,频率多在 200~250 次/分钟,室扑常为暂时性,大多数转为室颤。室扑与室速的区别在于后者 QRS 与 T 波能分开,波间有等电位线且 QRS 时限不如室扑宽。

2.心室颤动

心电图表现为形状不同、大小各异、极不规则的快频率波形,频率多在 250~500 次/分钟。根据室颤波振幅可分为粗颤型（室颤波幅≥0.5mV）和细颤型（室颤波幅＜0.5mV）,如室颤波幅＜0.2mV 预示病人存活机会极小,往往是临终前改变。室颤与室扑的识别在于前者波形及节律完全不规则,且电压较小。

（三）急救处理

1.紧急非同步直流电转复为唯一的治疗手段,能量从 200~360J 进行电除颤,若室颤波甚细,可静脉注射肾上腺素 1~3mg,使室颤波变粗,有利于除颤成功。

2.在没有除颤设备的情况下,如发生在目击下或 1min 之内,应立即单手叩击心前区,并实施心肺复苏术之基本生命支持;同时也可使用药物除颤,但效果不及电转复快捷和确切,用药方法同室速的处理。

五、预激综合征伴快速性心律失常

(一)临床特点

预激综合征又称 WPW 综合征,是指病人除正常的房室传导途径外还存在附加的房室旁路,其心电图有预激表现,临床上有心动过速发作。频率过快的心动过速尤其是持续发作的房颤,冲动经不应期短的旁路下传,会产生极快的心室率并可能诱发室颤而导致休克、晕厥甚至猝死,应予重视。预激综合征合并室上性心动过速,临床以顺向型房室折返性心动过速最为常见,其次为心房颤动及逆向型或预激性房室折返性心动过速。

(二)心电图特点

1.预激综合征合并室上性心动过速

(1)顺向型房室折返性心动过速:呈反复发作性,频率 180~260 次/分钟以上,节律规整,QRS 波群形态正常(伴束支传导阻滞或室内差异性传导时 QRS 波群可增宽),常伴有 QRS 波电交替和(或)心动周期长短交替。

(2)逆向型或预激性房室折返性心动过速:心室率常大于 200 次/分钟,△波明显,QRS 波群宽大畸形,若不经电生理检查,此型极易与室速混淆。

2.预激综合征并发房颤

大致可分为房室结-希浦系统前传优势型、旁路前传优势型和中间型三种。其中旁路前传优势型病人因旁路前传能力强或因误用了房室结阻滞剂(洋地黄类、β受体阻滞剂、钙离子拮抗剂)使房室结-希浦系统前传封闭,冲动仅能或主要经旁路下传,由于其不应期短,心室率极快

（大于 200 次/分钟），QRS 波群呈完全预激形，极少数呈部分预激或室上性，血流动力学改变较明显，易诱发室颤而危及生命。

（三）急救处理

1.药物治疗

（1）主要作用于房室结的药物：通过延长房室结的不应期，终止顺向型折返性心动过速。常用普萘洛尔（3～5mg 稀释后缓慢静注）、ATP（20～40mg 快速静注，3～5min 后可重复 1 次）、洋地黄（西地兰 0.4mg 稀释后缓慢静注.2h 后无效可追加 0.2mg）、维拉帕米（5～10mg 稀释后静注，30min 后可重复 1 次）等。但对逆向型折返性心动过速和旁路下传为主的房颤，普萘洛尔、ATP 常无效或可使病情加重而不用，洋地黄缩短旁路有效不应期应禁用，维拉帕米也因加速旁路前传和诱发室颤而禁用。

（2）主要作用于旁路的药物：其共同特征是延长旁路有效不应期，主要用于冲动经旁路下传的快速性心律失常如逆向型房室折返性心动过速和房颤。目前认为应首选普罗帕酮（1.0～1.5mg/kg 静注，20min 后可重复）或普鲁卡因酰胺（50～100mg 静注，5～10min 一次，直至有效或总量达 1000mg）。奎尼丁尚有缩短房室结有效不应期的作用，可用于伴病窦综合征（SSS）者，用法为 0.2g 口服，每 2h 一次，共用 5 次。1～2d 无效者，增至 0.3g 或 0.4g，每 2h 一次，共用 5 次。

（3）作用于房室结和旁路的药物：常用Ⅰc 类和Ⅲ类药物，其中普罗帕酮抗心律失常起效快，副作用小，已被列为预激伴快速心律失常的首选药物。胺碘酮的剂量为 5～10mg/kg，稀释后缓慢静注。

2.直流电复律

是紧急处理预激综合征伴任何类型的快速性心律失常最有效的措施。若伴有明显血流动力学障碍应首选电复律，对药物疗效不佳或缺乏有效药物时，亦可用电复律，电击能量一般选 100～150J。

六、严重的缓慢型心律失常

(一)临床特点

严重的缓慢型心律失常主要包括急性窦房结功能不全、窦房传导阻滞、Ⅱ度Ⅱ型房室传导阻滞、高度房室传导阻滞及Ⅲ度房室传导阻滞。这类心律失常往往对病人血流动力学产生明显影响,病人可感头晕、乏力、胸闷、心悸、黑蒙,有可能发生阿-斯综合征,甚至猝死。Ⅱ度及Ⅲ度房室传导阻滞听诊可有心音和脉搏脱落,或心率缓慢(30~40次/分钟),第一心音强弱不等,偶闻大炮音。

(二)心电图特点

1.窦房传导阻滞

Ⅱ度窦房传导阻滞系在规律的窦性心律中突然出现一个漏搏间歇,这一长间歇恰等于正常窦性 P-P 的倍数,此称 Morbiz Ⅱ型;另一种窦房传导逐渐延缓,直至出现一次漏搏,由于每次窦房传导时间增量递减,故 P-P 间隔反而逐渐缩短,于出现漏搏后又突然增长(文氏现象),称为 Morbiz Ⅰ型。Ⅲ度窦房阻滞表现为较正常 P-P 间期显著长的间期内无 P 波发生,或 P-QRS 均不出现,长的 P-P 间期与基本的窦性 P-P 间期无倍数关系,其与窦性静止较难鉴别。

2.Ⅱ度Ⅱ型房室传导阻滞

又称 Morbiz Ⅱ型,表现为 P-R 间期恒定(正常或延长),几个 P 波之后脱落一个 QRS 波,呈 3∶2,4∶3 等传导阻滞。Ⅱ度Ⅱ型易发展成Ⅲ度。

3.高度房室传导阻滞

连续出现两次或两次以上的 QRS 波群脱漏者,如 3∶1,4∶1 房室传导阻滞。

4.Ⅲ度房室传导阻滞

又称完全性房室传导阻滞,P 波与 QRS 波无固定关系,P-P 间期相等,房率高于室率,QRS 波群形态取决于起搏点部位,频率20~40 次/

分钟。心房颤动时,如果心室律慢而绝对规则,即为房颤合并Ⅲ度房室传导阻滞。

（三）急救处理

救治原则是尽量提高过于缓慢的心率,促进传导,以改善或保证重要器官的血供;同时还要针对病因治疗及消除诱因,包括停用致心动过缓及传导阻滞的药物、纠正电解质失调等。

1.药物治疗

（1）异丙肾上腺素:1～4μg/min 静脉滴注,使心室率维持在 60 次/分钟左右,该药适用于任何部位的房室传导阻滞,有较强心脏兴奋作用,增加心肌耗氧量,且可引起快速型心律失常,对心绞痛、急性心肌梗死或心衰者慎用或禁用。

（2）阿托品:1～2mg 加入 250～500mL 液体中静脉滴注,也可以0.5～1mg皮下注射或静脉注射。临床主要用于迷走神经张力过高引起的心动过缓及各种原因引起的房室传导阻滞。其不良反应有口干、皮肤潮红、排尿困难等,对前列腺肥大的老年人慎用,青光眼者禁用。

（3）糖皮质激素:地塞米松 10～20mg 静脉滴注,用于急性窦房结功能不全或急性房室传导阻滞,有利于病变的恢复。

（4）碱性药物（碳酸氢钠或乳酸钠）:有改善心肌细胞应激性、促进传导、增强心肌细胞对拟交感药物反应的作用,尤其适用于高血钾或伴酸中毒时。

2.心脏起搏器治疗

对急性窦房结功能不全、Ⅱ度Ⅱ型、Ⅲ度房室传导阻滞伴晕厥或心源性休克者,应及时给予临时人工心脏起搏。对于经药物治疗无效的各种严重缓慢型心律失常应考虑植入永久性起搏器。

第四章　消化系统危重症

第一节　急性上消化道出血

上消化道出血是指屈氏韧带以上的消化道,包括食管、胃和十二指肠、胆道和胰腺部位疾病引起的急性出血。在数小时内失血量超过1000mL或循环血量的20%者为大出血。临床以呕血和(或)黑粪为其特点,往往伴有因血容量的减少而引起的急性周围循环衰竭。

上消化道出血的病因很多,较常见者有:消化性溃疡、急性胃黏膜病变、食管胃底静脉曲张和胃癌等。

对任何一个上消化道出血的病人,临床医师需要做的工作是:①估计出血的严重程度;②判断是否继续出血以及止血后再出血的可能性;③应用最方便、最有效的方法止血;④及时给予全身支持疗法;⑤尽可能及时作出出血的病因和定位诊断,并治疗基础病变。

一、临床表现

(一)临床症状体征

1.呕血与黑便

此为上消化道出血特征性表现,幽门以下病变出血常表现为黑便,幽门以上病变出血常表现为呕血和黑便。若出血量大、速度快,血液在胃内停留时间短,则呕出鲜血或血块;若出血量少、速度慢,血液在胃内停留时间长,呕出物呈咖啡色。一次出血量达50～70mL即可出现黑便,若出血量大,速度快,肠蠕动功能强,血液在肠道内停留时间短,则排出暗红色稀便;若出血量小,速度慢,血液在肠道内停留时间长,则排出黑便。由于肠道内细菌作用使血红蛋白中铁与硫化物结合,形成硫化铁,致黑便呈柏油样。

2.失血性外周循环衰竭

上消化道出血量较大、失血较快者,短时间内引起血容量急剧减少,回心血量不足,心输出量降低,引起头晕、心悸、出汗、恶心、口渴、黑蒙、晕厥等症状,病人往往有便意,在排便或便后起立时晕厥倒地。如出血量过大,出血不止或未及时补足有效血容量,即可导致机体组织灌注不全、重要脏器灌注缺乏,以致产生组织细胞缺氧和代谢性酸中毒,进而造成不可逆性休克,甚至死亡。

3.发热和氮质血症

上消化道出血病人一般会在24h内发热,通常不超过38.5℃,可持续3～5天。上消化道出血后,血液中尿素氮一般在数小时内开始升高,24～48h可达高峰,多不超过14mmol/L。此外,出血后外周循环衰竭,引起肾血流量减少,肾小球滤过率下降,亦是造成氮质血症的一个原因。

4.贫血

消化道大量出血后均有失血性贫血。

5.溃疡病

出血前往往疼痛发作或加剧,出血后疼痛可减轻或消失。

(二)辅助检查

1.实验室检查

(1)消化道出血早期,红细胞计数、血红蛋白、红细胞压积可无变化,一般大出血3～5h可出现明显贫血血像。急性出血早期白细胞、血小板计数迅速增高,而肝硬化者白细胞、血小板计数则不增高或偏低。

(2)大便隐血(OB)试验阳性。

(3)肝功能、血液尿素氮、肌酐等异常结果有助于相应病因诊断。

2.内镜检查

于消化道出血后 24～48h 内行急诊内镜检查,有助于迅速对出血部位及病因作出正确诊断,同时可在内镜下行喷药、硬化剂注射、套扎等止血措施。

3.X 线钡餐检查

一般应在出血停止、病情稳定后进行。

4.选择性动脉造影检查

对内镜检查未发现出血,或有严重心、肺疾病不适宜进行内镜检查,但仍有活动性消化道出血的病人,可作选择性动脉造影,根据造影剂外渗的部位可显示具体的出血来源及判断病因。

5.放射性核素显像检查

应用静脉注射 ^{99m} 锝标记的红细胞或 ^{99m} 锝硫胶体后作扫描核素显像,探测标记物从血管外溢,据以发现活动性消化道出血部位。

二、诊断与鉴别诊断

(一)诊断

根据详细病史,进行全面体格检查,选择正确的辅助检查,诊断不难。需早期识别消化道出血,并对出血程度加以估计,对出血部位和病因加以判断。

1.消化道大量出血或继续出血的迹象:①反复呕血,甚至呕血转为鲜红色,黑便次数增多,粪质稀薄,呈暗红色血便,伴有肠鸣音亢进;②出现外周循环衰竭表现,经输血补液未见明显改善,或一度好转后又恶化,中心静脉压持续下降,或经快速输血补液短暂稳定后又趋下降;③红细胞数、血红蛋白量、红细胞压积急速下降,或补充血液后仍持续下降;④在补液量和排尿量足够的情况下,原无肾脏疾病者血尿素氮持续升高。

2.消化道出血程度的估计主要应根据因血容量的减少所致的外周循环衰竭表现,结合对血压、脉搏的动态观察进行。一般轻度出血的失血量占全身总血量的 10%～15%，成人失血量小于 500mL；中度出血的失血量占全身总血量的 20%左右，成人失血量在 800～1000mL；重度出血失血量占全身总血量的 30%以上，成人失血量大于 1500mL。

3.对消化道出血部位和病因的判断应结合临床表现和有关辅助检查综合分析。消化性溃疡合并出血一般有消化性溃疡的症状和体征；食管、胃底静脉曲张破裂出血往往有肝硬化所致的肝功能损害和门脉高压表现；胃癌并出血可存在恶病质、贫血情况；胆道出血在呕血、黑便的同时可伴剧烈上腹痛和寒战、发热、黄疸；下消化道出血则常有大便习惯改变及腹泻、便秘、里急后重、肛门痛、体重减轻等表现。

（二）鉴别诊断

（1）呕血与咯血应加以鉴别：见表 4-1。

表 4-1　呕血与咯血的鉴别要点

项目	呕血	咯血
出血基本病因	消化系统疾病	呼吸系统疾病
出血方式	呕出	咯出
出血伴随症状	上腹部不适或疼痛、恶心、头昏、晕厥	喉部瘙痒、咳嗽、胸闷
出血物性状	棕褐色、咖啡样、常有食物残渣	鲜红色、有泡沫及痰液
出血物酸碱性	酸性	碱性
黑便情况	伴黑便	不伴黑便（咯出血液被吞下则伴随黑便）

（2）假性呕血、假性黑便鉴别：①鼻出血、拔牙、扁桃体切除，以及进食禽畜血液后亦可出现黑便，注意鉴别；②口服某些药物，如铁剂、铋剂、骨炭等后，大便亦可呈现黑色，但隐血试验阴性。

三、救治措施

1.积极补充血容量

消化道大量出血的病人应迅速补充血容量,尽快用大号针进行静脉输液,或经锁骨下静脉穿刺输液,同时监测中心静脉压。开始宜快速输液,用生理盐水、林格液、右旋糖酐、706 代血浆或血浆,并应尽早足量输入全血,对肝硬化病人宜输新鲜血,同时需特别注意保持水、电解质平衡。

2.止血

(1)插入胃管给予冰盐水或冰水洗胃。

(2)药物止血治疗。①去甲肾上腺素 8mg 加入 100mL 生理盐水中,分次口服或作鼻饲灌注或滴注,使局部血管收缩,并减少胃酸分泌。②质子泵抑制剂奥美拉唑、兰索拉唑具有强大的抑制胃酸分泌作用,可使胃液酸度接近于中性,并能使出血局部形成血栓而具止血作用。奥美拉唑初始静脉用量 40mg,然后以 40mg/12h 维持。③组胺 H_2 受体拮抗剂西咪替丁、雷尼替丁、法莫替丁,可与壁细胞上 H_2 受体结合而竞争性地抑制组胺对壁细胞泌酸的刺激作用,使胃内 pH 值提高,促进止血。西咪替丁初始静脉内用量 0.2g,然后以 0.2g/4h 维持。雷尼替丁初始用量 50mg,然后以 100mg/8h 维持。④硫糖铝能在胃黏膜表面形成保护层,不被人体吸收,以 2g 溶于 10mL 水中胃管内灌注。氢氧化铝凝胶提高胃内 pH 值,保护黏膜,亦可经胃管灌注。⑤立止血能增加血小板粘附力和凝聚力,促进出血部位形成白色血栓,以 1kU 静脉注射或肌内注射,24h 内可重复肌内注射,如未完全止血,次日再肌内注射 1kU。凝血酶能促使纤维蛋白原转变为纤维蛋白而起止血作用,以 4000~8000U 溶于 30~60mL 冰盐水中胃管灌注。⑥生长抑素可抑制胃泌素和胃蛋白酶的分泌,进而起到抑酸与保护黏膜作用,有助于消化道止血,初始以 250μg 静脉滴注,然后每小时静脉滴注 100~250μg,可连续应用 4~12h。⑦前列腺素有助于止血,酚磺乙胺(止血敏)、氨甲环酸(止血环酸)、6-氨基己酸、氨甲苯酸(对羧基苄胺)以及中药云南白药、三七等亦有止血作用。

(3)纤维内镜直视下止血。可经内镜在局部喷洒1%去甲肾上腺素或0%孟氏溶液,也可局部喷洒凝血酶。还可在内镜下进行局部电凝止血、激光止血、微波止血等。

3.食管胃底静脉曲张破裂出血的治疗措施

(1)垂体后叶素:可使内脏小动脉收缩以降低门静脉压力,对食管胃底静脉曲张破裂出血有止血效果。常用垂体后叶素20U加入5%葡萄糖液200mL内静脉滴注,0.5～1h滴完,必要时每6h重复使用一次,每日不超过3次。

(2)气囊压迫止血:可直接压迫出血静脉达到止血目的,该法止血有效率为40%～90%,但有损伤食管、压迫呼吸道等并发症,24h内发生再次出血率也较高,可达50%。使用前应检查气囊有无漏气、管道是否通气。抽净气囊内气体,管壁涂液体石蜡,从鼻腔插入达65cm处(测量时因人而异,从嘴角至乳突再至剑突下的距离)。胃管抽出胃液表示管端已达胃腔,此时向囊内注入250～300mL空气,钳夹胃囊管。向外牵拉有阻力感,通过滑车装置牵拉(可使用含200～300mL液体的盐水瓶保持重力)。由于胃底压迫可使贲门静脉回流障碍,因此食管囊不一定要压迫。牵拉压迫期间可通过胃管抽吸检查有无新鲜出血,每隔12h应解除牵拉,出血停止后放气观察24h后拔管。注意拔管前要将囊内气体抽尽,并服20mL液体石蜡。期间可于胃管内注入含去甲肾上腺素的冰盐水(80mg/L)。

(3)内镜下治疗:是近年来控制出血常用的有效方法,一般在生命体征稳定后进行。方法包括硬化疗法(EVS)、皮圈结扎术(EVL)、组织黏合剂注射治疗等。EVS是通过内镜下注射硬化剂使曲张血管发生栓塞的方法。常用的硬化剂为5%鱼肝油酸钠或1%乙氧硬化醇。一般在出血的近处静脉注射,每点注射2～3mL,每次1～4点,也可在曲张静脉旁黏膜下注射,每次约0.5mL。注射部位如有少量出血,可用准备好的去甲肾上腺素盐水喷洒止血。间隔1周左右可重复注射。EVL主要用于有明显静脉曲张的择期治疗,但伴有严重的胃底静脉曲张或肝肾功能障碍者须慎用。术前可先给予生长抑素类药物降低门脉压力,术后禁食24h,以后给予流质饮食。由于术后1周皮圈脱落局部易形成溃疡出血,因此术前要了解凝血功能是否正常,并注意纠正低蛋白血症。组织黏合剂注射是利用组织胶与血液接触后即时聚合反应,快速固化水样物质使血管闭塞控制出血的方法,主要用于胃底静脉曲张破裂出血的治疗。应用的组织胶一般属 α-氰丙烯酸酯类胶,包括国产的 D-TH(α-氰丙烯酸正丁辛酯)和德国的 Histoacryl(N-丁基-2-氰丙烯酸酯),应用时均须防止注射针及内镜钳道堵塞。

内镜下止血已成为治疗食管静脉曲张破裂出血的重要措施,特别适合年老体弱、肝功能差不适合手术治疗者,或已经做手术而紧急处理者。EVL因其安全有效且易于操作,可作为食管静脉曲张破裂出血的首选疗法,但对于轻度静脉曲张或硬化剂治疗后的病例,EVL不易成功且圈套易于滑脱。EVS和组织胶注射治疗风险相对较大,如注射过程中易产生拔针后针眼喷血、异位栓塞或因溃疡形成的瘢痕收缩而引起食管狭窄。药物治疗对创造止血间隙有重要意义,可明显提高内镜止血效果。

(4)血管介入治疗:经颈静脉门体分流术(TIPS)是指通过放射介入技术在肝内门静脉和肝静脉间建立分流通道并放置永久性金属支架的治疗方法,对降低再出血有显著疗效。由于该法可使大量门静脉血直接流入体静脉,因此可迅速降低门脉压,但也可因此而诱发肝昏迷。其并发症包括操作不慎引起的感染、腹腔内出血、胆道损伤等。TIPS可免除麻醉、手术对病人的打击,无明显出血,无腹水丢失,而止血效果不亚于开腹分流术,因此可使病人安全渡过出血危险期,为日后择期进行其他治疗创造条件,但不适合伴门静脉阻塞性病变、肝功能严重损害、心肾功能不全的病人。部分病例术后易出现支架狭窄、堵塞或滑脱易位,可用彩色超声多普勒检查,一旦确诊须行球囊扩张术。经皮肝穿胃冠状静脉栓塞是直接栓塞曲张的胃底和食管静脉的治疗方法,相当于外科断流术,但有创伤小、曲张血管栓塞较完全的优点,可用于急性出血期,亦可择期进行。选择性脾及胃左动脉栓塞术主要是通过部分脾栓塞减少门脉血流量、抑制脾亢、提高血小板和白细胞水平。该法虽不能直接止血,但有助于自行止血提高其他止血治疗的疗效。由于胃冠状静脉血的主要来源之一是胃左动脉,所以栓塞该动脉有助于止血。

(5)防止再出血及后续治疗:①β-受体阻滞剂,如普萘洛尔;②长效扩血管剂,如亚硝酸异山梨醇酯;③硬化疗法;④防止肝昏迷的各项措施。

4.胆道出血的治疗

输血、输液、抗感染等治疗不能根本解决问题,最终常需急诊手术或择期手术,根据病情作胆囊切除、胆总管外引流、肝动脉结扎或肝部分切除。

5.手术治疗

消化道出血急症手术死亡率较高,因此在急性大出血期间宜尽量采取非手术治疗,待出血停止、病情稳定后择期手术。如经各种非手术治疗措施仍不能止血,则考虑紧急手术,其适应证包括:

(1)溃疡病大出血6～8h,输血800mL以上。

(2)出血部位明确而保守治疗无效。

(3)食管胃底静脉曲张破裂出血经三腔双气囊管压迫止血无效,或虽经压迫止血,然而气囊放气后又再出血,且肝功能良好、无腹水者。

(4)既往有反复多次大出血病史者。

(5)食管肿瘤,胆道出血,上消化道出血合并幽门梗阻者。

四、监测与护理

1.密切观察病情。随时观察呕血、黑粪情况,注意神志、脉搏、血压、呼吸、每小时尿量、四肢外周循环情况,定期复查红细胞计数、血红蛋白定量、红细胞压积、血液尿素氮、中心静脉压(CVP)等,以便判断病人出血性休克发生、发展情况。

2.大出血后,病人常出现恐惧心理,此时须绝对卧床休息,保持安静,取平卧并将下肢抬高位,酌情给以镇静剂安定等药物。肝硬化病人禁用吗啡、巴比妥等药物。

3.吸氧和保持呼吸道通畅,避免呕吐物阻塞气道。

4.上消化道出血病人频繁呕血,恶心、呕吐时暂时禁食;一般不必禁食,可根据少食多餐的原则给清淡、易消化的流质或半流质饮食。

5.迅速补充血容量,根据不同的病因,采取相应的止血措施。

6.急性出血病人及其家属精神紧张,对控制出血不利,应作好心理护理,安定病人的情绪。

7.注意止血药物的副作用,高血压病、冠心病、脑动脉硬化病人及妊娠者不宜使用垂体后叶素。

8.应用三腔双囊管压迫止血要事先作好解释工作,术后严密观察,严防脱落引起病人窒息。

第二节　急性胰腺炎

急性胰腺炎系指各种因素导致胰腺分泌多种消化酶,并作用于胰腺本身组织所引起的自身消化性疾病。各种原因引起的胰管阻塞或胰酶激活均可导致胰腺炎的发生。

急性胰腺炎是急腹症中常见的疾病之一,可发生于任何年龄,其高发年龄组为20～50岁的青壮年。女性病人多于男性,男女之比为1:1.7。

一、临床表现

(一)症状

1.腹痛

腹痛多为突发性,部位随病变部位而异,胰头受累以右上腹痛为主,胰体受累疼痛位于腹部正中,胰尾病变则以左上腹为主,并向肩部放射。如累及全胰腺,则腹痛呈束腰带状疼痛,并向肩部放射。水肿型胰腺炎多为持续性并有阵发性加重,注射解痉药物可缓解。若为出血性坏死性胰腺炎,则腹痛十分剧烈,常伴有休克和衰竭,并可在短期内死亡。应用一般止痛药不能缓解,特别是注射吗啡、服用可待因等,反而可以增加其疼痛程度。疼痛强度与病变的程度相一致,即病情越重则疼痛也越剧烈。疼痛在进食后加剧,弯腰或坐起前倾可减轻疼痛。随着炎症的扩散和渗液扩散到腹腔,疼痛可呈全腹性。

2.恶心、呕吐

起初多为反射性,频繁发作,呕出物为食物和胆汁,至晚期并发腹膜炎时出现麻痹性肠梗阻,呕出物为粪样。

3.发热

发热一般不超过 39℃。如发热持续不退或降至正常后又回升,多为继发感染所引起,提示已转化为化脓性胰腺炎或继发胰腺脓肿以及弥漫性腹膜炎等。如继发败血症则可出现弛张型高热。重症坏死性胰腺炎可有 39℃ 以上的持续发热。如体温不升反降至正常值以下,则提示病情严重。

4.黄疸

由于胰腺炎可因胆道疾病引起,如胆结石,Oddi 括约肌痉挛、水肿或狭窄,胆道感染等,特别是胆石性胰腺炎,影响胆液引流,可产生黄疸。胰头部水肿压迫胆总管下端可引起黄疸。少数病人由于坏死性胰腺炎,造成腹内严重感染,肝功能损害时亦可出现黄疸。

5.休克

水肿型胰腺炎很少发生休克,出血坏死型胰腺炎则常出现严重的休克。病人脉搏细速、血压降低、呼吸加快、面色灰白、表情淡漠或烦躁不安、出冷汗、肢体厥冷、尿少等症状。休克的原因是胰蛋白酶激活了多肽类血管活性物质导致血管扩张、通透性增加,组织水肿和渗出,有效血容量减少,血压下降。呕吐或腹泻使体液丢失造成脱水,促成休克发生。另外,血浆中存在心肌抑制因子(MDF)能抑制心肌收缩,搏出量减少,从而加重休克。

(二)体征

1.腹膜刺激征

轻者上腹部压痛和轻微肌紧张,但常常不如腹痛严重。病变严重者可出现全腹压痛、肌紧张和反跳痛。

2.皮下淤斑

由于含有胰酶的渗液沿组织间隙可到达皮下,溶解皮下脂肪使毛细血管破裂出血,因而局部皮肤呈青紫色,脐部出现蓝紫色淤斑,称为Cullen 征,在两侧或左侧腰部(或肋腹部)皮肤出现蓝-绿-棕色大片不规则淤斑,称为格雷-特纳(Grey-Turner)征。

3.腹胀

腹胀为腹膜炎胃肠麻痹所致。

4.手足抽搐

其原因是血钙降低所致。血清钙的降低程度与病变的严重程度有关。血清钙一般在发病后2～5天开始降低,并可持续两周左右。

(三)辅助检查

1.酶学检查

(1)血、尿淀粉酶测定:血清淀粉酶最早可以出现于病后 8h。如超过 500 苏氏单位,可诊断为胰腺炎;尿淀粉酶出现较晚,一般在 24h 升高,如超过 250 苏氏单位,有诊断价值。尿淀粉酶下降缓慢,可持续 1～2 周。淀粉酶的增高程度,不代表胰腺炎症状的严重程度。相反,坏死性胰腺炎时,由于胰腺组织破坏严重,淀粉酶往往不高或正常。

淀粉酶清除率与肌酐清除率比值(Cam/Ccr)升高。正常值应小于 5%。

(2)血脂肪酶测定:在发病后 24h 升高至 1.5 康氏单位(正常值 0.5～1.0 康氏单位),可持续 5～10 天。

(3)胸、腹水淀粉酶测定:急性胰腺炎病人,若有胸水或腹水,则淀粉酶较高,通常大于 500 苏氏单位。

2.血、尿检查

白细胞计数增高,也可能出现血糖升高、尿糖阳性、血钙降低。

3.X 线检查

在腹部平片上,可见胰腺邻近的胃、十二指肠、横结肠充气扩张,为肠麻痹所致。或可见上腹部有网膜囊积液的阴影,左侧膈肌升高、左下胸腔积液等。

4.B 型超声检查

B 型超声检查可提示胰腺肿大、网膜囊积液等。同时能测定有无胸腹水及胆石症等。

5.CT 检查

胰腺增大,胰周围边缘模糊,胰腺弥漫性或局限性脓肿,假性囊肿,胰管扩大或钙化。CT 虽有价值,但客观条件所限,不能作为常规检查。

二、诊断

任何原因不明的上腹痛病人都应想到急性胰腺炎的可能,及时作淀粉酶检查,结合其他必要的实验室检查,确诊胰腺炎,随后要病理分型,及时判断轻重程度。一般认为水肿型胰腺炎病情较轻,预后较好。如腹膜刺激症状明显,血性及高淀粉酶活性腹水,血、尿淀粉酶与病情不相符合的骤然下降,血钙显著降低等,均强烈提示急性出血坏死型胰腺炎,应尽早手术治疗。

诊断急性胰腺炎时应从以下 5 个方面着手,找到各个具体病人的疾病特点,作出正确的诊断。

1.水肿型胰腺炎或出血坏死型胰腺炎。急性水肿型胰腺炎和急性出血坏死性胰腺炎的临床表现、病程、治疗方法和预后不完全相同,因而在诊断时应明确并加以区别,以便能给予最恰当的治疗。

2.病变累及胰腺的部位和范围。病变在胰头部时疼痛偏向右上腹并向右肩部放射;在胰尾部时疼痛偏向左上腹并向左肩部放射;累及全胰时疼痛以上腹部为主,并向腰背部放射,呈束带样腰背痛。压痛则以病变部位最为明显。

3.有无继发症存在。胰腺脓肿、假性胰腺囊肿、胰性脑病、糖尿病、黄疸、DIC、急性肺功能不全、急性肾功能不全和 MODS 等。

4.有无累及邻近器官。胰腺的炎症可累及胆系,发生胆系感染。

5.急性胰腺炎或复发性胰腺炎。

三、鉴别诊断

1.急性胆囊炎和胆石症

本病的腹痛多在右上腹,并向背部放射,呈阵发性,解痉药常能止痛。淀粉酶升高不明显。

2.急性消化性溃疡穿孔

常有慢性溃疡病史,发作特点是突发性、难以忍受的刀割样疼痛。体检发现腹部板状强直、压痛,反跳痛明显,肝浊音界消失。腹部透视膈下有游离气体。淀粉酶升高不明显。

3.胆道蛔虫症

此病多见于农村儿童和青年,"钻顶样"腹痛,呈突发性,常伴有出冷汗、辗转不安,腹痛缓解后如常,体征与腹痛程度相矛盾为其独特的特点。淀粉酶不升高。

4.急性肾绞痛

肾绞痛为阵发性,以腰部为重,反射至腹股沟或会阴部,尿常规可发现血尿,腹部平片可见阳性结石。

5.急性肠梗阻

高位肠梗阻不易与急性胰腺炎相区别,二者均有剧烈腹痛和呕吐,也可有早期休克症状。急性肠梗阻的腹痛阵发性加剧更明显,同时能听到肠鸣音亢进,腹部平片见有液平面。胰腺炎有时也会有肠充气现象,此时可作腹腔穿刺鉴别。

四、救治措施

(一)内科非手术治疗

1.解痉、止痛

一般来说,病情越重疼痛越严重,剧痛能引起或加重休克,并使胰液分泌增加,加重 Oddi 括约肌痉挛及反射性地引起心脏冠状血管痉挛,甚至可致死亡。常用阿托品和哌替啶肌内注射,如疼痛不能缓解,可用普鲁卡因 300mg 加入 300mL 液体静脉滴注或用 0.25% 利多卡因 100mL 在 24h 内缓慢静滴。

2.减少胰液分泌

(1)禁食:发病初期严格禁食 4~5 天,同时给予胃肠减压,目的是减少胃酸和胃泌素的分泌。重者禁食时间适当延长。

(2)抗胆碱能药物的应用:阿托品、山莨菪碱等。

(3)胰高血糖素:胰高血糖素系由胰腺 A 细胞分泌,有抑制胰腺外分泌、减轻胰液的浓缩、降低胰液中碳酸氢盐的浓度、抑制胃液分泌和降低肠蠕动、减少十二指肠内容物返流的作用。

(4)H_2 受体阻滞剂:西咪替丁和法莫替丁静脉滴注对胃液分泌有抑制作用,也能使促胃液素的活性降低。西咪替丁 0.4g,或法莫替丁 40mg 加入 100mL 液体静滴,2~3 次/d。

(5)生长抑素:生长抑素具有多种内分泌活性:①抑制胃酸分泌;②抑制胰腺的外分泌,使胰液、碳酸氢盐和消化酶分泌减少;③抑制生长激素、甲状腺素、胰岛素等多种激素的释放;④抑制胃窦部收缩,减慢肠道内容物通过时间;⑤降低门静脉和脾血流量等。常用的有善得定,常用 0.2mg 加入 5% GS 500mL,静滴,2~3 次/d。

(6)乙酰唑胺(醋氮酰胺):抑制胃酸分泌,从而减少胰腺分泌,还有防止消化道出血的作用。用法 1~2mg/d 静脉滴注,连续用药 5~7 天。

3.抑制胰酶的消化作用

(1)抑肽酶:抑肽酶有以下作用:①抑制胰蛋白酶的活性,抑制弹力蛋白酶的作用;②抑制激肽激活酶,阻止激肽类血管活性物质的产生;③凝血作用,能抑制溶酶体酶和纤维蛋白溶酶原的激活因子,阻止纤维蛋白溶酶原的活化,可预防和治疗各种纤维蛋白溶解所引起的急性出血,因而对重症胰腺炎继发的循环衰竭和 DIC 有防治作用。2 万 U/(kg·d),加入葡萄糖液或等渗盐水内静脉滴注,分 2 次用,连续用 5~8 天。

(2)5-氟尿嘧啶(5-FU):大量资料报道应用本药治疗急性胰腺炎,主要是抑制胰腺蛋白酶的合成。5-FU 250~500mg 加入葡萄糖液500mL 静滴,每日 1 次,3~7 天一疗。

(3)爱普尔:具有较强的抑制蛋白酶的作用。2 万~4 万 U/次,每日 2 次静脉滴注,持续用 5~7 天。

4.抗休克

重症胰腺炎往往都有休克,胰腺病变越重休克也越严重,因此.积极防治休克是治疗重症胰腺炎的首要措施。静脉补液,维持水电解质和酸碱平衡及补充能量。

5.激素治疗

激素应用目前尚有争议,在使用时要慎重地把握适应证。一般认为急性水肿型胰腺炎不用,重症胰腺炎可短期应用大剂量激素。具体指证:①中毒症状特别明显者;②严重呼吸困难或已发生 ARDS 者;③有肾上腺皮质功能减退表现者;④心肌严重损伤者。用法:氢化可的松 800~1000mg/次,或地塞米松 30~40mg,每日 1 次,连续 3~5 天,病情缓解后逐渐减量后停药。

6.抗生素的应用

无感染时作为预防,有感染时作为治疗,联合使用广谱抗生素,常用青霉素、氨苄西林、头孢菌素类、庆大霉素等。

7.营养支持

急性胰腺炎时病人出现分解代谢增强、水电解质平衡紊乱、消化、吸收功能障碍,为了使患胰得到"休息",治疗上采取较长时间的禁食,因此,治疗时应积极采取有效的营养支持。

(二)外科手术治疗

对重症胰腺炎经内科保守治疗无效、合并持续梗阻性黄疸或严重的胆道疾病、并发脓肿者,应不失时机进行手术疗法。手术治疗的目的主要是引流含有胰酶和毒素物质的液体及清除坏死组织(包含胰腺坏死组织),如胆道有梗阻则解除梗阻或引流胆汁。

手术方式:①腹腔冲洗和胰腺床引流术;②胰腺坏死组织清除术;③胰腺规则切除术。

无论哪种方法,一定要争取彻底完全清除坏死组织。只有这样才能阻止病变的发展,防止并发症。

五、监测与护理

一般的急性水肿型胰腺炎病情轻,易于恢复。重型胰腺炎应进行监护。

1.监测项目

①心血管:中心静脉测压、心电图检查;②呼吸系统:摄胸片、血气分析;③肾:记尿量,查血尿素氮、肌酐;④血液:血常规、血小板、凝血酶原时间、纤维蛋白原及 3P 试验;⑤代谢:血 Ca^{2+}、Mg^{2+}、Na^+、Cl^- 及酸碱平衡;⑥B 超及 CT 检查;⑦如有胸、腹水,可穿刺抽液,测常规和淀粉酶。

2.一般处理

①禁食并置留胃管:可减少胃酸进入十二指肠,减少胰腺的分泌,同时可减少麻痹性肠梗阻的发生;②吸氧:提高血中氧气压,防止呼吸窘迫综合征(ARDS)的发生;③输液:保证足够血容量改善毛细血管灌注,减少胰腺缺血性改变,输液的速度及量应根据中心静脉压与治疗反应加以调整。

3.中心静脉全胃肠外营养(TPN)

每天给予葡萄糖 300~650g,复方氨基酸 750mL,适当给予白蛋白或血浆;10%氯化钾溶液 40mL,如血压不低可给 25%硫酸镁溶液 8~10mL,胰岛素按糖量适当给予。

4.抑制或减少胰腺分泌

①禁食及胃肠减压;②抗胆碱能药物,如阿托品、654-2 等;H_2 受体拮抗剂可抑制胃肠分泌,减少胰液分泌,有肠麻痹者不宜用阿托品;③早期应用抑肽酶,一般首次 8h 可静滴 8~12 万 U,以后每 8h 给予 8 万 U,连续 48h,应用时注意过敏反应;④5-氟尿嘧啶有抑制胰腺分泌胰酶的作用,但浓度要高。通常静脉给药难达此浓度,若能局部动脉灌注,效果要好些。

5.解痉镇痛

可用阿托品或 654-2 注射,必要时每 6~8h 重复一次,疼痛严重时可加用哌替啶(50~100mg)。还可采用普鲁卡因 0.5~1g 溶于生理盐水静脉滴注。根据病情需要选用抗生素、肾上腺糖皮质激素等治疗。

第三节 急性重症胆管炎

急性重症胆管炎(ACST)即急性化脓性梗阻性胆管炎(AOSC),当胆总管或肝胆管急性梗阻,近端胆管扩张,并发感染积脓即造成急性重症胆管炎,是良性胆道疾病死亡的最主要病因,死亡率高达 20%。

一、临床表现

本病发作急骤,病情进展迅速,除具有一般胆道感染的腹痛、黄疸、高热即 Charcot 三联征之外,还可出现休克和神经系统抑制现象,即 Reynolds 五联征。多数病人有胆道感染史,部分病人可有胆道手术史。有些病人神志恍惚、烦躁不安,继而出现发绀,甚至昏迷。体温可达 39℃甚至 40℃以上,脉搏高达 120 次/min 以上,血压下降,呼吸浅快,剑突下压痛和肌紧张,肝区叩痛,有时可扪及肿大的胆囊和肝脏。如治疗不及时,可在数小时内死亡。

血液检查白细胞计数及中性粒细胞升高,伴有核左移,胞浆内可出现中毒性颗粒。血清胆红素、ALT、ALP、GGT 升高。严重病人常有血红蛋白下降、血小板减少、肝肾功能受损、酸中毒等。

B 超、CT 及 MRI 扫描可显示肝肿大、肝内胆管及胆总管扩张,胆管内结石、虫体及肿瘤的影像;逆行胰胆管造影(ERCP)及经皮肝穿胆道造影(PTC)可准确地显示梗阻的部位及结石、虫体、肿块等。

二、诊断

根据病史及典型表现 Charcot 三联征、休克和精神症状,即可诊断。实验室检查白细胞计数明显增高,达 $20 \times 10^9/L$,且计数与临床严重程度成正比;肝功能损害,尿中常有蛋白及颗粒管型;B 超检查可进一步确诊。

三、救治措施

治疗原则是紧急解除胆道梗阻,有效引流。急救处理必须争分夺秒,简单有效,尽量取尽胆总管内结石,缩短手术时间。

1.积极抗感染

给予大剂量有效抗生素,包括抗厌氧菌抗生素。

2.抗休克治疗

快速输血、输液,补充有效循环血量,积极纠正水电解质紊乱和酸碱失衡,给予大剂量糖皮质激素,应用多巴胺等血管活性药物维持血压、防止病情恶化;

3.积极手术治疗

常用的方法有胆总管切开 T 管引流。胆囊造口术难以达到充分减压和引流胆管的目的,不宜采用。近来,随着内镜技术的不断进步,内镜下鼻胆管引流及经皮肝穿胆管引流术已应用于临床,并取得一定效果,但也存在着引流不充分、症状缓解不明显的缺点,有时还需要中转手术治疗;由胆总管下端的结石嵌顿引起的急性梗阻性化脓性胆管炎可经纤维十二指肠镜切开 Oddis 括约肌以解除梗阻。

4.全身支持及对症处理

如解痉止痛、补充维生素 C、K 等。

四、监测与护理

1.生命体征监测

密切监测生命体征的变化,及时作出处理;积极进行术前准备。

2.辅助检查监测

血常规、血小板、肝肾功能、血气分析检查;B 超、CT 及 MRI 扫描等。

3.一般处理

吸氧提高血中氧气压;输液保证足够血容量改善毛细血管灌注,纠正休克;联合应用抗生素控制感染。

4.中心静脉全胃肠外营养(TPN)

加强营养支持。

5.解痉镇痛

可用阿托品或 654-2 注射,疼痛严重时可加用哌替啶(50～100mg)。还可采用普鲁卡因 0.5～1g 溶于生理盐水静脉滴注。

第四节　肝性脑病

一、基本概念

肝性脑病(HE)过去又称肝性昏迷,多为急性肝功能衰竭、慢性肝炎、肝硬化及门体静脉分流等严重肝病引起的以代谢紊乱为基础的中枢神经系统功能失调综合征。其临床主要表现是意识障碍、行为失常和昏迷。世界消化病学会将肝性脑病分为 3 种类型:A 型:与急性肝衰竭相关的肝性脑病,不包括慢性肝病伴发的肝性脑病;B 型:不伴内在肝病的严重门-体分流,并通过肝活检提示肝组织学正常,此型不易确诊,较少见;C型:慢性肝病,肝硬化基础上发生的肝性脑病。急性肝衰竭(AHF)是指原来无肝脏疾病(主要指肝硬化)的患者,由于肝细胞大量坏死或功能丧失发生急性严重肝功能不全,导致以肝性脑病和凝血功能障碍为主要特征的临床综合征。A型肝性脑病在国内外均不少见,病死率高达80%以上,为临床较为常见的急危重症。

中华医学会消化病学分会、中华医学会肝病学分会在2013年中国肝性脑病诊治共识意见中指出:肝性脑病确切的发生率尚难评估,主要原因可能是导致肝性脑病的病因和疾病严重程度差异较大,以及报道时是否包括了轻微型肝性脑病。急性肝功能衰竭中肝性脑病的流行病学尚缺乏系统报道。失代偿期肝硬化患者常发生肝性脑病,发生率至少为30%,而且随着肝功能损害的加重,其发生率也增加,并提示预后不良。

二、常见病因

1.导致肝功能严重障碍的肝脏疾病

各种原因引起急性肝功能衰竭及肝硬化是肝性脑病的主要原因。目前,在我国引起肝功能衰竭及肝硬化的主要病因仍然是重症病毒性肝炎,其次是中毒性肝炎、药物性肝病。妊娠急性脂肪肝、自身免疫性肝病、肝癌及严重感染等也可导致肝功能衰竭的发生。

2.门-体分流异常

患者存在明显的门-体分流异常,可伴或不伴有肝功能障碍。

3.其他代谢异常

尿素循环的关键酶异常或其他任何原因导致的血氨升高(如先天性尿素循环障碍)均可诱发肝性脑病,而肝活组织检查证实肝组织学结构正常。

4.诱发因素

常见上消化道出血、各种感染(如自发性腹膜炎、尿路感染、肺部感染、肠道感染等)、电解质及酸碱平衡紊乱(如脱水、低血钾、低血钠)、医源性因素(如大量放腹水、过度利尿、服用镇静药物等)、肾功能不全、高蛋白饮食、便秘、经颈静脉肝内门-体分流术。

三、发病机制

肝性脑病的发生机制目前尚未完全清楚,有多种因素参与,存在多种假设学说,如:氨中毒学说,假性神经递质学说、锰中毒、乙酰胆碱减少、氨基丁酸/苯二氮卓(GABAIBZ)复合体学说,胺、硫醇和短链脂肪酸的协同毒性作用,氨基酸代谢不平衡学说。而氨中毒学说是肝性脑病的主流学说:由于氨水平升高以及感染-应答的协同效应导致星型胶质细胞肿胀及脑水肿而引发肝性脑病。认为是多种因素相互协同、相互依赖、互为因果,共同促进了肝性脑病的发生和发展。其病理生理基础是肝细胞功能衰竭和门-体分流存在。

四、临床特征

临床主要表现是意识障碍、行为失常和昏迷。其临床特征取决于原有肝病的性质、肝细胞损害的轻重缓急以及诱因而异。

1.肝性脑病的分类

1998 年维也纳第 11 届 WCOG 将肝性脑病按肝病类型分为 A、B、C 型 3 种类型。

A 型肝性脑病:发生在急性肝功能衰竭基础上,多无明显诱因和前驱症状,常在起病数日内由轻度的意识错乱迅速陷入深昏迷,甚至死亡,并伴有急性肝功能衰竭的表现,如黄疸、出血、凝血酶原活动度降低等,其病理生理特征之一是脑水肿和颅内高压。

B 型肝性脑病:由门-体分流所致,无明显肝功能障碍,肝活组织检查证实肝组织学结构正常。

C 型肝性脑病:患者除脑病表现外,还常伴有慢性肝损伤及肝硬化等肝脏基础疾病的表现。C 型肝性脑病以慢性反复发作的性格与行为改变、言语不清,甚至木僵、昏迷为特征,常伴有扑翼样震颤、肌张力增高、腱反射亢进、踝阵挛或巴宾斯基征阳性等神经系统异常表现。

2.肝性脑病的分级

目前 West-Haven 分级标准应用最广泛,将肝性脑病分为 0 至 4 级。

0 级:没有能觉察的人格或行为变化,无扑翼样震颤。

1 级:轻度认知障碍,欣快或抑郁,注意时间缩短,加法计算能力降低,可引出扑翼样震颤。

2 级:倦怠或淡漠,轻度定向异常(时间和空间定向),轻微人格改变,行为错乱,语言不清,减法计算能力异常,容易引出扑翼样震颤。

3 级:嗜睡到半昏迷,但是对语言刺激有反应,意识模糊,有明显的定向障碍,扑翼样震颤可能无法引出。

4 级:昏迷,对语言和强刺激无反应。

3.肝性脑病的临床分期

临床上将肝性脑病从轻微的精神改变到深昏迷分为 4 期。

Ⅰ期(前驱期):有轻度的性格改变和行为失常,如欣快激动或淡漠少言,衣冠不整或随地便溺。应答尚准确,但吐词不清、较慢,扑翼样震颤,脑电图多数正常。

Ⅱ期(昏迷前期):表现以意识错乱、睡眠障碍、行为失常为主,前一期的症状加重,定向力和理解力均减退,对时、地、人的概念混乱,不能完成简单的计算和智力构图,言语不清、书写障碍、举止反常。多有睡眠倒错,精神症状。此期有明显的神经体征。腱反射亢进、张力增高、锥体束征阳性,扑翼样震颤存在,脑电图有特征性改变。

Ⅲ期(昏睡期):病人以昏睡和精神错乱为主,大部分时间呈昏睡状态,但可唤醒,醒时可应答,但常有神志不清和幻觉。肌张力增高、四肢被动运动常有抵抗力。锥体束征阳性,扑翼样震颤存在,脑电图异常。

Ⅳ期(昏迷期):神志完全丧失,不能唤醒,进入浅昏迷、深昏迷。扑翼样震颤无法引出,脑电图明显异常。

以上各期的分界不很清楚,前后期临床表现可有重叠。

五、辅助检查

1.肝功能试验

如胆红素升高和白蛋白、凝血酶原活动度明显降低等,提示有肝功能严重障碍。

2.血氨

空腹动脉血氨比较稳定可靠。有研究表明,动脉氨分压可能比血氨浓度能更好地反映肝性脑病的严重程度。肝性脑病尤其是门-体分流性脑病患者多有血氨增高,但是血氨水平与病情严重程度之间无确切关系,慢性肝性脑病多增高,急性多正常。

3.神经生理学检测

包括脑电图和脑诱发电位。①脑电图节律变慢,4～7 次/秒的波或三相波,也有 1～3 次/秒的波,只有在严重肝性脑病患者中才能检测出特征性三相波,所以不能作为肝性脑病早期诊断的指标。②诱发电位分为有视觉诱发电位(VEP)、听觉诱发电位(AEP)和躯体感觉诱发电位(SEP)。SEP 价值较大。以听觉诱发电位 P300 诊断肝性脑病的效能较高,而视觉诱发电位 P300 检测结果的可重复性差。

4.影像学检查

(1)头颅 CT 及 MRI 主要用于排除急性脑血管病、颅内肿瘤等疾病,同时在 A 型肝性脑病患者中可发现脑水肿。

(2)磁共振质谱分析(MRS)和功能 MRI 可获得脑内分子和功能变化的证据,诊断肝性脑病的效能尚处于研究阶段。此外,腹部 CT 或 MRI 有助于肝硬化及门-体分流的诊断。

六、诊断思路

(一)肝性脑病的诊断

1.肝性脑病的诊断

主要依据急性肝功能衰竭、严重肝病和/或广泛门-体分流病史;精神错乱、昏睡或昏迷;存在肝性脑病的诱因;肝功能损害或血氨增高等辅助检查;扑翼样震颤和典型的脑电图改变有重要参考价值;排除其他神经精神异常。心理智能测验可发现亚临床肝性脑病。虽然这些方法分别从症状、影像、生化等不同角度对肝性脑病进行诊断评估,但各种方式各有利弊,目前还没有能够诊断肝性脑病的"金标准"。

2.分级

用 West-Haven 分级法对肝性脑病分级,对 3 级以上者可进一步采用 Glasgow 昏迷量表评估昏迷程度。

(二)鉴别诊断

与精神病和其他可引起昏迷的疾病相鉴别。

1.精神疾病

以精神症状,如性格改变或行为异常等为唯一突出表现的肝性脑病易被误诊为精神疾病。

2.中毒性脑病

包括酒精性脑病或酒精戒断综合征、急性中毒、重金属(汞、锰等)脑病等。可通过追寻相应病史和(或)相应毒理学检测进行鉴别诊断。

3.其他代谢性脑病

包括酮症酸中毒、低血糖症、低钠血症、肾性脑病、肺性脑病及韦尼克脑病等。可通过对相应的原发疾病及其血液生物化学特点进行分析,做出鉴别诊断。

4.颅内病变

包括蛛网膜下腔、硬膜外或脑内出血,脑梗死,脑肿瘤,颅内感染及癫痫等。通过检查神经系统定位体征,结合影像学、脑电图等检查做出相应诊断。

七、救治方法

1.去除引起肝性脑病的诱因

(1)控制细菌感染。肝性脑病患者机体免疫功能减退,易引起各种感染,侧支循环广泛地建立,病原微生物可由肠道进入体循环,引起感染,从而容易诱导出高血氨。根据"星形细胞功能异常"假说,星形胶质细胞在感染时被激活,代谢产氨增加,促发肝性脑病。针对肝性脑病患者感染的病原菌来源多为肠道菌群,可选择二、三代头孢、氨基糖苷类、喹诺酮类控制感染,待血培养结果回报后再调整用药。近来利福昔明为治疗肝性脑病较为理想的抗生素,它在肠道内吸收率<0.4%,对肠道有害菌有很广的抗菌谱,很少引起耐药和不良反应,起效快。每日给予1200mg,疗程21天,神经症状显著改善,血氨浓度明显下降。Bass对利福昔明进行了随机双盲实验,也证明利福昔明可作为治疗肝性脑病的一线用药。

(2)避免大量排钾利尿和排放腹水,保持水、电解质和酸碱平衡。大量利尿或大量放腹水可致严重脱水、低钾、低钠、低钙、低镁血症等,诱发肝性脑病。

(3)预防和治疗消化道出血、纠正休克、缺氧和肾前性尿毒症。消化道出血引起低血容量、肠道产氨增多,肠道积血也可使肠道产氨增多,均可诱发或加重肝性脑病。禁食过硬、过辣、过热、不易消化的食物。

(4)避免过量蛋白质的摄入并保持大便通畅。急性肝性脑病患者在首日可禁食蛋白质食物,以后可视病情增加,但总量不超过40g/d,并强调以摄入植物蛋白为主,辅以奶制品,尽量不吃猪、牛、羊肉和蛋类。因为其含甲硫氨酸和芳香族氨基酸较少,含支链氨基酸和非吸收纤维较多,有利于维持结肠正常菌群和酸化肠道,利于通便和氨的排出。

(5)慎用麻醉、镇痛、催眠、镇静等药物,因为肝硬化时药物在体内半衰期延长,大脑对有害物质的耐受力下降。

2.减少氨的生成和参与

(1)合理的蛋白质摄入:HE患者急性期,首日应禁食优质蛋白质,但短期内及慢性HE患者则无禁食必要,可适当补充奶制品或植物蛋白。植物蛋白不仅含纤维,有利于通便,又因其含芳香族氨基酸较少,而支链氨基酸较多,因此可以改善肝性脑病患者氨基酸代谢不平衡。肝性脑病1级和2级患者推荐非蛋白质能量摄入量为104.6~146.4kJ/(kg·d),蛋白质起始摄入量为0.5g/(kg·d),之后逐渐增加至1.0~1.5g/(kg·d)。肝性脑病3级和4级患者,推荐非蛋白质能量摄入量为104.6~146.4kJ/(kg·d),蛋白质摄入量为0.5~1.2g/(kg·d)。

(2)减少氨的形成与吸收:①通便或灌肠:最常用生理盐水加食醋保留灌肠或生理盐水清洁灌肠;也可口服或鼻饲25%硫酸镁以导泻;乳果糖:乳果糖是美国FDA批准用于治疗肝性脑病的一线药物,可有效改善肝硬化患者的肝性脑病/轻微型肝性脑病,提高患者的生活质量以及改善肝性脑病患者的生存率,曾被作为肝性脑病治疗的金指标。其常用剂量是每次口服15~30mL,2~3次/天,以每天产生2~3次pH<6的软便为宜,当无法口服时,可保留灌肠给药。拉克替醇散和乳果糖类似,口味较好,更容易被患者所接受,两者均是推荐治疗肝性脑病的一线药物。拉克替醇散可改善肝硬化患者的肝性脑病,提高患者的生活质量,疗效与乳果糖相当。推荐的初始剂量为0.6g/kg,分3次于就餐时服用。以每日排软便2次为标准来增减本药的服用剂量。部分通便效果不明显的HE患者可考虑应用醋酸或新霉素等保留灌肠,以减少肠道氨的吸收;近来发现口服利福昔明能迅速减少肠道氨的吸收且易于被患者接受,利福昔明-α晶型被美国FDA批准用于治疗肝性脑病,可有效维持肝性脑病的长期缓解并可预防复发、提高肝硬化患者智力测验结果、改善轻微型肝性脑病。我国批准剂量为400mg/次,每8小时口服1次。但有研究报道,当肝性脑病患者血钠低、血氨过高时,单一使用肠道酸化剂效果差,更多需要综合治疗。②补充微生态制剂等:服用不产生尿素酶的微生态制剂如双歧杆菌、乳酸杆菌、肠球菌等,可抑制产尿素酶细菌的生长,并酸化肠道,对防止氨和其他有毒物质的吸收有一定好处。多巴胺能物质(如溴隐亭和左旋多巴等)可能具有螯合血浆中过高浓度的锰、改善肝性脑病患者的锥体外系症状的作用,但改善意识状况并不满意。③补充锌:临床给HE患者补锌600mg/d可

使患者血氨降低,但需较长期口服,至少 3 周。

(3)促进氨的代谢与清除:因肝脏代谢功能减弱,能促进假性神经递质合成的芳香族氨基酸过多地与支链氨基酸竞争性透过血-脑脊液屏障,使内源性多巴胺和去甲肾上腺素与受体结合受阻,导致脑干网状结构上行激动系统功能障碍,对意识的清醒状态起了抑制作用,而表现谵妄和烦躁等。为平衡两类氨基酸在脑中分布,一是降低体内芳香族氨基酸水平,谷氨酸可与氨结合成谷氨酰胺而降低血氨含量,但因为谷氨酸不易通过血脑屏障,故认为其效果并不好,且其为碱性药物,易引起碱中毒,现临床已较少应用;醋谷胺可作为支链氨基酸进入脑细胞的载体,且其本身具有降氨作用,可以视情况搭配使用;精氨酸清除血氨的效果也差,但此药偏酸性,在肝性脑病碱中毒时,可首先选用,以纠正代谢性碱中毒;天门冬氨酸参与肝脏内谷氨酰胺和核酸的合成,加速血氨的代谢,同时也保护肝细胞功能。二是激活尿素循环降血氨,鸟氨酸是尿素循环的起始产物,是鸟氨酸氨基甲酰转移酶的活化剂,直接参与了尿素循环,促使尿素合成,使体内的有害血氨成分顺利排泄至体外。近年来鸟氨酸制剂较多,使用最广泛的为天冬氨酸鸟氨酸,其他可以选择 L-鸟氨酸-乙酸苯酯、L-鸟氨酸苯乙酸等制剂,可以直接口服或静脉。

3.改善脑神经功能

(1)保护脑功能:预防脑灌注不足、局部亚低温脑保护是临床常用的治疗措施。针对肝性脑病患者血渗透压较低,加上放腹水容易导致患者脑水肿,因此积极地防治脑水肿十分重要。可视情况定期补充白蛋白等胶体液,以提高渗透压,必要时使用高渗液体,如甘露醇搭配呋塞米脱水治疗。

(2)昏迷治疗:中枢神经系统中的氨基丁酸/苯二氮卓受体复合体以及 β 内啡肽等物质增多可能是诱发肝性脑病的重要原因。肝性脑病患者抗昏迷药物主要为阿片受体阻断剂,如纳洛酮可以阻断内源性阿片肽的继续损伤,增加脑血流量及脑灌注区,减轻脑水肿及脑细胞坏死。

（3）苯二氮卓类受体拮抗剂的应用：在提出内源性苯二氮卓类参与肝性脑病的发病后，随即出现了中枢苯二氮卓类受体拮抗药氟马西尼，推荐使用剂量为 0.5mg 加 0.9％氯化钠注射液 10mL，5 分钟内推注完毕，再用 1.0mg 加入 250mL 生理盐水中滴注 30 分钟。氟马西尼的唤醒效果明显，只是 BZ 受体拮抗药不能完全阻断 GABA/BZ 复合受体，故不推荐常规使用。

4.营养支持和维持水电解质平衡

目前共识就是肝硬化患者应该接受高蛋白饮食，2006 年欧洲肠道内外营养社团推荐肝硬化患者每日至少食用每公斤体重1.2g 的蛋白质。主要目的在于促进机体的合成代谢，抑制分解代谢，保持正氮平衡。给予葡萄糖保证能量的供给，补充支链氨基酸液可逆转血浆支链/芳香族氨基酸比值，同时支链氨基酸溶液内还含有其他必需氨基酸，可以减少负氮平衡，促进蛋白质合成，对肝硬化所至的肝性脑病效果较好，对急性肝衰竭肝性脑病效果不满意，对门-体分流性脑病的疗效尚有争议；补充大量维生素 C 可降低 pH 值，使氨从脑向血液中转移。补充能量可清除体内的血氨，如使用三磷腺苷注射液、能量合剂等。控制液体入量，建议每日 1000mL 液体左右，同时要注意纠正电解质紊乱及酸碱平衡失调。

5.其他

（1）分子吸附再循环系统（MARS）：是一种新的人工肝支持系统，其可以清除血浆白蛋白结合毒素，不同情况下的肝性脑病患者都可以使用。用于肝硬化合并肝性脑病患者，可以减轻肝性脑病的程度；用于急性肝衰竭患者，能减轻脑水肿，改善精神状态，可显著改善患者的生存质量，提高生存率。但 MARS 系统仅仅是模仿了肝脏的解毒功能，对肝脏的合成功能并无直接的支持作用，且治疗时需要使用肝素，可能会引起血小板降低和出血，因此在临床应用中需要监测凝血时间等以防并发症的发生。

（2）适当应用镇静剂：对于肝性脑病患者出现严重精神异常，如躁狂、危及自身或他人安全以及不能配合治疗者,可适当应用镇静剂。药物选择和剂量需个体化,应充分向患者家属告知利弊和潜在风险,并获得知情同意。

(3)改善肝功能:肝性脑病发生的重要基础为肝功能受损,在肝性脑病的综合治疗中,肝功能仍是必须正视的一个方面,除使用改善肝功能药物,如多烯磷胆酰酯、促肝细胞生长素、甘草酸制剂等外,其他治疗措施可以视情况配合使用。

(4)肝移植:肝移植应用于其他方法治疗失败的患者,是目前认可的有效治疗方案,能够从根本上解决肝功能失代偿的问题,但涉及肝源获得、手术损害、长期免疫抑制剂应用、费用昂贵,使肝移植应用受到限制。

(5)干细胞移植:国外相关研究发现,经过干细胞治疗后的患者临床症状和检验指标都得到改善,且复发率极低,可以作为肝移植的替代治疗方案,但国内使用经验较少。

(6)门-体分流术和封堵:肝门脉左支主要接受来自血氨浓度较低的脾静脉血,而肝门脉右支主要接受来自血氨浓度较高的肠系膜上静脉血,选择更多的经门静脉左支分流的血液进入体循环,和通过介入或直接手术方法把右支暂时性堵塞或缩小管径,减少肠系膜上静脉血氨进入体循环,对门-体分流性肝性脑病患者尤为适用。

(7)血液净化:主要用于肝功能衰竭患者辅助治疗,包括血浆置换、血液透析滤过、血液/血浆灌流、持续血液滤过、白蛋白透析、透析吸附与吸附滤过等。是以机械方式清除体内所蓄积的代谢产物和毒性物质,对肝功能衰竭并发肝性脑病患者的临床症状有明显改善作用。

总之,在起始的24～48小时给予治疗,大部分肝性脑病患者临床症状都能得到改善。如果肝性脑病持续72小时以上,那么将有以下的可能性:存在其他引起脑病的原因;可能遗漏和(或)对诱因治疗不当,或诱因仍持续存在;未使用经验用药或用药错误。故药物治疗以及早诊断、早发现诱因、早纠正诱因,是防治肝性脑病最基本的治疗策略。

八、最新进展

目前研究最多的是关于肝性脑病的发病机制。肝性脑病发病机制的主要假说有：氨中毒假说、假性神经递质假说、血浆氨基酸失衡假说、GABA/BZ假说、神经毒物的协同假说。

虽然有关肝性脑病发病机制的假说众多，观点不尽一致，随着研究的深入，各假说间倾于融合，高血氨症是各假说的共同通路，多种毒素对中枢神经系统的协同毒性学说可能在肝性脑病的发病机制中有重要作用，多种因素相互协同、互为因果、相互依赖共同促进肝性脑病的发生与发展，探讨并明确毒素之间的相互作用甚有研究意义。其中，氨触发了星形细胞聚集谷氨酰胺，导致渗透物的代偿性缺失，如硫磺酸和肌醇。星形细胞容量调节功能的耗竭使脑对肝性脑病诱发因素的致水肿作用敏感，这些诱发因素能协同导致脑水肿。国外报道暴发性肝衰竭（FHF）时重度肝性脑病均存在脑水肿，最终导致脑疝、死亡。黄疸至肝性脑病时间越短，脑水肿往往越为突出，由此造成的神经损伤甚至可持续至成功的肝移植之后。

（一）氨中毒学说

脑细胞对氨极敏感。正常人的骨骼肌、肝和脑组织能摄取血中过多的氨（分别占50％、24％和7.5％），肝硬化时常因肌肉消耗而摄氨减少，由于门腔分流又使肝摄氨减少，故大脑承受较大的氨负荷。

1.高血氨与脑的能量代谢

一般认为氨对大脑的毒性作用是干扰脑的能量代谢，引起高能磷酸化合物浓度降低。氨可直接干扰大脑能量代谢的若干位点，包括糖酵解、三羧酸循环和电子传递链。一方面，氨妨碍 α-酮戊二酸脱氢酶（三羧酸循环限速酶）和较低程度干扰丙酮酸脱氢酶，引起三羧酸循环减慢，还原型辅酶Ⅰ和还原型黄素腺嘌呤二核苷酸的产生相对减少；另一方面，氨过剩激活谷氨酰胺合成酶（GS），GS将谷氨酸转变成谷氨酰胺需消耗能量，最终导致能量生成减少而消耗增加，大脑能量供应不足。

2.高血氨与脑星形胶质细胞

星形胶质细胞占大脑细胞总量的 40％,并在氨基酸神经递质和离子平衡中发挥重要作用。研究证明,高血氨影响星形胶质细胞的生理功能。不同的肝损伤脑星形胶质细胞水通道蛋白 4(AQP-4)、胶质原纤维酸性蛋白(GFAP)蛋白表达存在差异。对肝损伤大鼠的实验研究得出,急性肝功能衰竭组 AQP-4 表达增加、GFAP 表达下降,表现为严重的脑病和脑水肿。最近有学者发现,肝性脑病病人皮质脊髓束星形胶质细胞的肿胀可以导致 MRI 沿皮质脊髓束出现 T2 高信号影,在肝移植后信号影消失,提示皮质脊髓通路的星形胶质细胞肿胀会导致脑功能的失代偿,从而证明了星形胶质细胞肿胀是肝性脑病发病机制中的一个参与因素。谷氨酰胺合成酶主要存在于星形胶质细胞中,故星形胶质细胞是脑内清除氨的主要细胞。在 ALF 时,肝脏对氨的代谢减少,导致过多的氨进入中枢神经系统,使谷氨酰胺合成过多;而谷氨酰胺又是一种很强的有机渗透剂,过多聚集会致渗透压增高、星形胶质细胞肿胀,细胞肿胀能够影响细胞膜的通透性、干扰细胞的能量代谢、离子转运、各种酶及其他蛋白分子的表达,从而影响脑细胞的各种生物化学功能。对于星形胶质细胞,细胞肿胀刺激糖原合成,因此,肝性脑病时星形胶质细胞中糖原的聚集可能是细胞肿胀的结果;细胞肿胀能够激活 ERK1/ERK2 和 p38 信号通路,可能与胶质细胞的增生有关;细胞肿胀增加细胞囊泡中的 pH 值,而碱性环境影响神经受体的密度及神经递质的加工;细胞肿胀伴随着细胞内渗透性物质减少,如肌醇和牛磺酸的减少。最近研究显示:牛磺酸具有拮抗 GABA 受体的作用,细胞肿胀上调外周苯二氮受体(PBR)的表达,PBR 能够刺激神经性类固醇的合成,而神经性类固醇对 GABA 受体活性具有调节作用,这可能与HE 中神经元 GABA-ergic 张力增强有关。另外,胶质细胞肿胀能够减慢兴奋性神经递质的清除速度,干扰胶质细胞与神经元之间的信息传递,因此在一定程度上加重了神经功能紊乱。

3.高血氨与其他致病因素的协同作用

在 ALF 相关的 HE 发病中,氨与其他致病因素之间的协同作用一直备受关注。近年来,在 ALF 和肝性脑病的动物模型中发现 γ-氨基丁酸(GABA)血浓度增高,甚至与 HE 的严重程度相关。首先,ALF 时常引起肠源性内毒素血症,导致肠源性 GABA 能透过通透性异常增高的血脑屏障,与高敏感度的 GABA 受体结合,使突触后 GABA 受体的数目及敏感性均增加,从而引起显著的抑制作用。其次,ALF 时,高氨血症常伴随脑组织中氨浓度的升高,氨本身既可以与 GABA-A 受体作用,也可与苯二氮卓类受体激动剂产生协同作用,并释放 GABA-A 受体的神经固醇类激动剂,来增加 GABA 抑制神经元活性的能力,从而抑制中枢神经系统功能。此外,氨还可以与一些外周细胞因子协同,例如一些炎性细胞因子能诱导脑血管内皮细胞 NO 合成酶的表达、扩张脑血管,从而增加脑血流,引起颅内压增高。ALF 时,血氨和颅内压增高有一定的关联,但细胞因子和氨造成的颅内压增高有无协同作用,其机制值得进一步探讨。

临床观察发现,肝性脑病的患者中约有 20％血氨仍保持在正常水平,有些肝硬化患者血氨水平虽明显增高,但并不发生肝性脑病。此外,有些肝性脑病患者其昏迷程度与血氨水平无平行关系,当给昏迷患者采取减氨疗法后,血氨虽降至正常水平,但患者的昏迷程度并无相应好转,说明氨中毒学说不是解释肝性脑病发生的唯一机制。

(二)锰中毒

锰在肝性脑病患者发病中的作用是近年来的新发现。锰是人体内必需的微量元素之一,锰元素在人体内发挥着重要作用。锰也是一种神经毒物,若长期慢性接触锰,可导致中毒。实验证明:锰的摄入与抗氧化酶的活性有着密切的关系,高浓度的锰对抗氧化酶活性起抑制作用。锰被摄入机体后,可诱导机体产生大量的自由基,从而使线粒体损伤,并造成其能量代谢障碍;还可诱导溶酶体的损伤,以至于溶酶体内大量的酶释放到胞质中,从而引起细胞的死亡。此外过量的锰进入神经元细胞内,导致多巴胺-β羟化酶,单胺氧化酶及四氢蝶呤的活力下降,使多巴胺合成减少,破坏突触的传递功能,通过减弱多巴胺神经传导而引起慢性锥体外系症状。在锰中毒中发现,神经系统的变化与肝性脑病有惊人的相似之处。脑部疾病的主要特点表现为锥体外系的功能障碍,类似于帕金森氏症。在锰中毒和肝性脑病的患者的脑部有同样的发现,这种金属在肝性脑病中的病理生理中起了促进作用,锰的毒性作用可能参与肝性脑病的发病。血锰增加可能与门-体静脉分流和胆汁排泄减少有关。有学者提出锰造成的线粒体通透性改变和星形细胞的线粒体功能障碍可能是锰神经毒性的关键机制。锰可减少星形细胞对谷氨酸的摄取,影响谷氨酸递质系统和大脑能量代谢而致肝性脑病的发生。也有人认为在肝性脑病的发病中,锰与氨有协同作用。目前锰在大脑中的沉积是导致肝性脑病发生的机制之一还是仅仅作为肝性脑病的结果表现还有待研究。

(三)氨基丁酸/苯二氮卓(GABA/BZ)复合体学说

γ-氨基丁酸(GABA)是哺乳动物大脑的主要抑制性神经递质,由肠道细菌产生,在门-体分流和肝衰竭时,可绕过肝脏进入体循环。近年在暴发性肝衰竭和肝性脑病的动物模型中发现 GABA 血浓度增高,血脑屏障的通透性也增高,大脑突触后神经元的 GABA 受体显著增多。这种受体不仅能与 GABA 结合,在受体表面的不同部位也能与巴比妥类和弱安定类(BZs)药物结合,故称为 GABA/BZ 复合受体。研究发现:线粒体内的外周型苯二氮卓受体数量也随之升高,当血氨浓度升高时可增强苯二氮卓类物质与受体的亲和力,氨可促使 GABA/BZ 受体系统作用,当氨浓度$>0.1\sim0.5\mu mol/L$,GABA 的氯离子门控通道开放增多,随着氯离子门控通道的开放,中枢神经抑制作用增强。在肝衰竭和肝性脑病患者中,脑内内源性苯二氮卓水平升高,给予苯二氮卓类受体拮抗药氟马西尼可减少肝性脑病的发作。临床肝性脑病患者试用氟马西尼治疗有效,但有关文献报道,氟马西尼治疗肝性脑病并不理想,对其疗效无明确定论。

（四）胺、硫醇和短链脂肪酸的协同毒性作用

甲基硫醇是蛋氨酸在胃肠道内被细菌代谢的产物，甲基硫醇及其衍变的二甲基亚砜，二者均可在实验动物中引起意识模糊、定向力丧失、昏睡和昏迷。肝硬化患者进食蛋氨酸后发生肝性脑病的机理可能与这两种代谢产物有关。肝臭可能是甲基硫醇和二甲基二硫化物挥发的气味。在严重肝病患者中，甲基硫醇的血浓度增高，伴脑病者增高更明显。短链脂肪酸（主要是戊酸、己酸和辛酸）是长链脂肪酸被细菌分解后形成的，能诱发实验性肝性脑病，在肝性脑病患者的血浆和脑脊液中也明显增高。在肝功能衰竭的实验动物中，单独使用胺、硫醇和短链脂肪这3种毒性物质的任何一种，如用量较小，都不足以诱发肝性脑病，如果联合使用，即使剂量不变也能引起脑部症状，为此有学者提出胺、硫醇、短链脂肪酸对中枢神经系统的协同毒性作用，可能在肝性脑病的发病机理中有重要地位。

（五）假性神经递质学说

儿茶酚胺，如去甲肾上腺素和多巴胺是神经系统中正常的神经递质，通常血液中的儿茶酚胺不能通过血脑屏障，故脑内儿茶酚胺必须依靠神经组织自身合成。蛋白质饮食中带有苯环的氨基酸如苯丙氨酸和酪氨酸，它们在肠道中经肠菌脱羧酶的作用分别转变为酪胺和苯乙胺，此类生物胺被肠道吸收后由门静脉入肝。正常时这两种胺在肝内被单胺氧化酶分解清除，肝功能衰竭时，清除发生障碍，此两种胺可进入脑组织，在脑内经 β 羟化酶的作用分别形成胺（β-羟酪胺）和苯乙醇胺，它们化学结构与正常神经递质去甲肾上腺素相似，但不能传递神经冲动或作用很弱，因此称为假性神经递质。当假性神经递质被脑细胞摄取并取代了突触中的正常递质，则神经传导发生障碍，兴奋冲动不能正常地传至大脑皮层而产生异常抑制，出现意识障碍与昏迷。

（六）氨基酸代谢不平衡学说

正常情况下，血浆中各种氨基酸的含量保持较适当的比例。芳香族氨基酸（AAA）大量进入细胞，使假性神经递质生成增多，并抑制正

常神经递质的合成,最终导致肝性脑病的发生。血浆氨基酸失衡学说是假性神经递质学说的补充和发展。Fischer 认为:在严重肝功能损伤或门腔吻合下引起体内氨基酸代谢异常最明显特征是血浆中支链氨基酸(缬氨酸、亮氨酸、异亮氨酸)水平下降而芳香族氨基酸(苯丙、酪、色)水平上升,从而引起了一系列严重后果。尤其是芳香族氨基酸与支链氨基酸竞争血脑屏障中性氨基酸载运体系,过量的芳香族氨基酸进入中枢神经系统后,导致脑内有关代谢紊乱及正常功能的障碍,出现一系列精神症状,引起脑病。

随着肝性脑病发病机制研究的深入,提出了许多其他因素,如神经甾体、氧化硝化应激、感染、锌缺乏等。并基于这些研究提出许多相关假说,其中包括:①氨及其他肠源性神经毒性物质,如硫醇、短链脂肪酸、酚类物质等;②神经递质的改变;③锰中毒假说;④血浆胰岛素-氨基酸失衡;⑤角质病假说;⑥阿片样物质;⑦褪黑素;⑧氨中毒假说与其他假说的联系。虽然观点不尽一致,但是随着研究的不断深入,各种假说趋向融合,高血氨是联合点,多种因素的协同作用也是关键。

第五章　泌尿系统危重症

第一节　急性肾功能衰竭

急性肾功能衰竭（ARF）是由于各种原因引起肾功能在短期内突然下降,包括肾小球滤过率明显下降所致的氮质血症.以及肾小管重吸收和排泄功能障碍导致的水、电解质及酸碱平衡失调的一种临床综合征。

广义的 ARF 分为肾前性、肾性和肾后性三大类,狭义 ARF 特指急性肾小管坏死（ATN）。几乎所有 ARF 均存在不同程度的 ATN,故急诊医学中的 ARF,除特别说明者外,概指 ATN 而言。本节重点讨论 ATN。

急性肾小管坏死是由各种原因引起的肾缺血和（或）肾毒性损害,导致肾功能迅速减退而出现的临床综合征。大部分 ATN 属可逆性病变,如经及时处理,肾功能可在数周或数月内恢复正常。

一、临床表现

根据临床表现及病程,通常可分少尿型、非少尿型及初发期 ATN,再进一步分为少尿（或无尿）期、多尿期和恢复期三个阶段。

1.少尿型（无尿型）ATN

（1）少尿期:发病急,多在原发病发作数小时至 48h 突然发生少尿（每日尿量少于 400mL）或无尿（每日尿量少于 100mL）。病程一般 7～14 天,亦有始终未能恢复者。完全少尿者少见。此期因尿少及肾功能损害,导致代谢产物潴留和水、电解质失衡。临床可出现以下症状:

①尿毒症症状,包括恶心、呕吐、厌食等消化系统症状;高血容量及心力衰竭等心血管症状,少数病人可出现心包积液和心律失常;呼吸困难、低氧血症等症状;嗜睡、意识紊乱、强直性肌痉挛等神经症状。部分病人早期大多有贫血,晚期常发生凝血机制障碍,甚至发生 DIC。②水、电解质和酸碱失衡,可出现水潴留及低钠血症、高钾血症、高磷血症、低钙血症及代谢性酸中毒等。

(2)多尿期:当每日尿量超过 400mL 时,表明进入多尿期,当每日尿量超过 2500mL 时即为多尿。多尿期时限的长短与少尿期大致相等,平均 10～14 天。若尿量忽多忽少,或始终不超过 800mL/d,且无明显少尿,提示原发病因未能彻底去除,或又发生了新问题,预后差。此期肾小管及肾小球功能均未完全恢复,尿毒症威胁仍然存在,因尿量急增进一步影响水电解质平衡,应加强监护治疗。

(3)恢复期:多尿期后肾小管上皮细胞再生修复明显,尿量、血尿素氮、肌酐水平等逐渐恢复至正常范围,临床症状消失。肾小球滤过功能尚需数月至一年始能完全恢复正常,少数病人遗留永久性损害。

2.非少尿型 ATN

通常由肾毒性物质引起,是肾损害程度较轻的一个类型。尿量维持在 400mL/d 以上,甚至无明显变化,但因肾小管损害,故尿渗透浓度 <350mOsm/L。因病人尚保有一定程度的肾功能及尿量,故临床无明显的多尿期,尿毒症及水电解质酸碱平衡改变均较少尿型轻,预后较好。实验室检查若血肌酐、尿素氮水平不再升高,提示疾病开始恢复;恢复正常水平,表明疾病已接近痊愈。

3.初发期急性肾小管坏死(ATN)

初发期急性肾小管坏死又称 ARF 中间型(ARF),是肾前性氮质血症向 ATN 发展的中间过程,肾小管上皮细胞尚未发生凝固性坏死。若病因未除,一般 24h 后即可发展成肾小管上皮细胞凝固性坏死,出现典型的 ATN 症状和体征。

二、诊断及鉴别诊断

1.初发期 ATN 的诊断

除有明确的致病因素及少尿等 ATN 症状外,实验室检查有以下特点:尿/血渗透压为 1.1:1.4;尿钠在 20～40mmol/L 之间;尿常规检验有轻度蛋白尿及少量管型。

2.ATN 诊断

有明确的致病因素,突然少尿或无尿,血肌酐每日升高 88.4～176.8mmol/L、尿素氮升高 3.6～10.7mmol/L。下述实验室检验具有诊断及鉴别诊断价值:

(1)必备条件。①钠(滤过)排泄分数(FE Na)＞2;②肾衰指数(RFI)＞2。FE Na＝(尿钠/血钠)÷(尿 Cr/血 Cr)×100。RFI＝尿 Na÷(尿 Cr/血 Cr)。

(2)选择条件。以下四项中至少两项异常:①尿/血肌酐＜20:1;②尿/血渗透压＜1.1:1;③尿钠浓度＜40mmol/L;④尿氯浓度＞40mmol/L。

应注意各项检查必须在开始治疗前收集标本,否则影响可靠性。对诊断困难的病例,可进行肾影像学检查,如 X 线腹平片、肾血管造影、CT、核磁共振、肾超声检查、核素检查等。

三、救治措施

1.积极去除病因。

2.积极治疗并发症,纠正水电解质平衡。

3.使用有前景的新药

①心钠素(ANP):该药具有强大的排钠、利尿、扩张血管及抑制 RAS 等作用。其排钠、利尿作用为呋塞米的 500～1000 倍,同时还增加钙、镁及磷的经尿排出,增加尿肌酐及自由水清除率。对 ARF 和 CRF(慢性肾衰)均有良好效果。②生长因子:表皮生长因子(EGF)具有强

大的促上皮细胞分裂作用,有利于 ATN 时肾小管上皮细胞再生;胰岛素样生长因子(IGF)主要存在于集合管、髓襻薄段,近端肾小管及肾小球亦有少量,近来发现系膜细胞及巨噬细胞中亦存在少量 IGF。缺血性肾损害应用 GF-1 治疗,可加速上皮细胞生长及增加肾小球滤过率;成纤维细胞生长因子(FGF)的主要作用为促进肾小管上皮细胞分裂、解除血管痉挛、维持细胞正常钙平衡及促进纤溶酶原活化物(PA)生成及分泌。

4.ATP-MgCl₂

ATP-$MgCl_2$ 有助于肾 ATP 水平恢复及结构修复。但单用 ATP 或单用 $MgCl_2$ 均无效。

5.清除氧自由基

清除氧自由基包括 SOD、维生素 C、维生素 E 和别嘌呤醇等。中药黄芪、当归、女贞子、灯盏花、穿心莲及黄连素等亦有清除自由基的作用。

6.钙拮抗剂

钙拮抗剂有助于防治因钙内流导致的病理及病理生理损害。

7.针对细胞因子和介质的治疗

针对细胞因子和介质的治疗包括应用激素、单克隆抗体、受体阻滞剂等。己酮可可碱和白藜芦醇等具有抑制炎症细胞产生细胞因子和介质的作用。血浆置换和血液滤过也可清除细胞因子和炎性介质,有一定的疗效。

8.透析治疗

透析治疗是治疗急性肾衰的有效措施,可使病人度过少尿期、降低并发症和病死率。对纠正氮质血症、高钾血症、水中毒所致的肺水肿、脑水肿及高血压,纠正酸中毒和改善症状均有显著的效果。透析指证:急性肺水肿高钾血症的血钾>6.5mmol/L;高分解状态少尿或无尿 2 天以上,CO_2-CP<13mmol/L 或实际重碳酸盐<15mmol/L,血尿素氮上升达 17.8mmol/L 或血肌酐升达 442μmol/L 以上;非少尿型病人出

现体液过多、眼结膜水肿、心脏奔马律,血钾＞5.5mmol/L 或心电图疑有高血钾时。

透析方式常选用血液透析或腹摸透析。对不适合作血液透析或腹膜透析者,可选作连续性动静脉血液滤过(CAVHD)或连续性静静脉血液滤过(CVVHD);对高钾血症明显或尿素氮升高速度快者,可选作加连续性动、静脉血液滤过透析疗法(CAVHD 或 CV-VHD)。

四、监测与护理

密切观察生命体征的变化;详细记录 24h 出入量,特别是尿量;加强口腔及身体各部位的护理;仔细观察病情变化及并发症的发生;定期作血液生化检查及肾功能检查。根据不同阶段,采取不同措施,创造条件度过少尿期。

少尿期治疗的重点是调节水、电解质和酸碱平衡,控制氮质潴留,供给足够的营养。高氮质血症给予优质低蛋白饮食,并适量补充氨基酸液。热量的补充以糖为主,200g/d;全静脉营养疗法可保证足够的热量,减少体内蛋白分解,从而减慢血氮质升高的速度,也可减少透析的次数,增强抗感染的能力。

严格计算 24h 出入量。少尿期补液量应遵循"量出为入,宁少勿多"的原则,以防止体液过多。最好根据测定中心静脉压结果调节补液量。促进液体排出包括利尿、导泻及透析。

高血钾症的处理:严禁含钾食物、药物的应用,积极控制感染,纠正酸中毒;紧急处理措施包括 10％葡萄糖酸钙溶液 10mL 静脉注射;25％的葡萄糖溶液 200mL 加胰岛素 16～20U 静脉滴注;11.2％乳酸钠溶液 40～200mL 或 5％碳酸氢钠溶液 250mL 静注或静脉滴注;血液透析或腹膜透析。

多尿期及时补充钾、钠、氯及液体,尽量做到相对平衡,补液过多将使多尿期延长。

注意感染、心肺、消化方面的并发症。发生消化道出血,给予止血药、输血等对症处理。

第二节　尿路结石

尿路结石是肾、输尿管和膀胱等结石的总称。其中肾和输尿管结石称为上尿路结石；膀胱和尿道结石称为下尿路结石。尿路结石多见于青壮年。上尿路结石左右侧的发生率无明显差别，双侧结石占10％～20％，同一器官内有多个结石者约占20％。

一、临床表现

1.肾和输尿管结石

肾结石位于肾盏和肾盂中，较小者常位于肾下盏。输尿管结石绝大多数来自肾脏，常停留于肾盂输尿管交界处、输尿管越过髂血管处和输尿管的膀胱壁段等三个解剖狭窄处。主要症状为疼痛和血尿，极少数病人可长期无症状。

(1)疼痛。肾结石疼痛多位于肾区或小腹部。疼痛性质多为隐痛或钝痛，系较大结石在肾盂或肾盏内压迫、摩擦或引起肾积水所致。较小结石在肾盏或输尿管中移动，引起平滑肌痉挛，可致突发绞痛，绞痛沿输尿管向下腹部、外阴部和大腿内侧发射，有时可导致血压下降。输尿管末端结石可引起尿频、尿急、排尿终末疼痛和里急后重等症状。

(2)血尿。多发生于绞痛之后。出血量与损伤严重程度有关，可为肉眼血尿，亦可为镜下血尿。

(3)脓尿。继发感染时，尿中可出现大量脓细胞。

(4)肾积水及梗阻性肾病。如肾积水时除有肾区疼痛症状外，可扪及肿大肾脏。梗阻性肾病严重时肾功能减退。

2.膀胱结石

膀胱结石多见于10岁以下男孩和患前列腺增生的老人。主要症状为膀胱刺激症状(尿频、尿急、排尿终末疼痛等)，活动时更明显，睡眠时减轻。典型症状是排尿时突然尿流中断，并发生剧烈疼痛，向会阴及阴茎头部放射,改变体位后疼痛缓解,且可继续排尿。结石损伤黏膜时,可致终末血尿;合并感染时,出现脓尿。

3.尿道结石

结石绝大多数来自膀胱和肾脏,极少数在尿道憩室内或尿道狭窄的近端形成。主要症状为尿痛、尿线变细、血尿等,也可引起急性尿潴留。合并感染时,出现脓尿。

二、诊断

1.根据临床表现凡血尿伴疼痛都应考虑本病

偶有尿中排石者可确诊。

2.X线平片

90％以上结石可在X线平片上显影,其显影程度与结石含钙的多少有关。胱氨酸和尿酸结石常常不显影,可行尿路造影确诊。

3.静脉尿路造影

对了解肾盏肾盂形态及肾功能状态有较大帮助,阴性结石在显影的肾盂内表现为透明区,类似占位性病变。

4.膀胱镜检查及逆行造影

此检查有一定的痛苦,并有继发感染可能,故不作常规检查,但对静脉尿路造影仍难以诊断的病例,可进行此检查协助诊断。

5.B型超声波检查

可发现X线不显影的结石,并有助于发现肾盂积水。

6.寻找引起结石的原因

除常规的血、尿生化检查外,应积极查找引起结石的原因,如甲状旁腺激素(PTH)测定、钙负荷试验等。

三、救治措施

尿路结石治疗原则不仅是解除病情,保护肾功能,而且尽可能消除病因,防止结石复发。

1.去除病因

积极寻找及确定病因,给予特效治疗,如摘除甲状旁腺瘤等。

2.去除已有的结石

(1)排石:主要用于输尿管结石,结石横径在 0.6cm 以下,且无严重积水者。方法为清晨服排石汤(主要成分为金钱草、石苇、车前子、滑石),然后服双氢克尿噻 25～50mg,饮水 1500mL;1h 后再饮水1500mL,皮下注射吗啡 10mg;再过 2h,针刺三阴交、肾俞、关元等穴位,并皮下注射新斯的明 0.5mg。半小时后皮下注射阿托品 0.5mg,然后排尿。禁忌用于老年、体弱、心功能不良、青光眼、肾功能减退及结石过大和肾积水明显者。

(2)溶石:纯尿酸结石可采用碱化尿液法,尿 pH 值达5～6 时,尿尿酸溶解度增加 6 倍,pH 值达 7 时,增加达 36 倍。口服法首选构橼酸钾,静脉法可用 5%碳酸氢钠或 1/6mol/L 乳酸钠溶液(含钠 167mmol/L)。

(3)碎石:体外冲击波碎石术(ESWL)是主要的非手术碎石法,绝大多数可获满意结果。

(4)手术治疗:①经皮肾镜取石术、输尿管镜取石术,可立即将结石钳出;也可用超声波粉碎然后冲出结石。膀胱结石还可经尿道插入各种碎石器械将结石钳碎、击碎、爆碎后冲洗出来;②开放手术取石,如肾盂切开取石、输尿管切开取石、耻骨上膀胱切开取石等。

3.一般治疗及对症处理

包括镇痛、解痉药物的应用、治疗感染及多饮水增加尿量等。有尿潴留等并发症时,应及时治疗。

4.防石治疗

除多饮水及合理营养外,对饮食不能控制的代谢异常,可采用以下药物辅助治疗。

(1)针对结石成分的药物。含钙结石用药包括:①构橼酸钾,每日用量 60mmol/L;②磷酸纤维素钠,口服后在肠道内与钙离子结合成不溶性的复合物,从而减少钙的吸收及降低尿钙;③噻嗪类利尿剂,能增加远曲小管对钙的重吸收量,从而降低尿钙;④枸橼酸钙可在肠道内与草酸结合,降低草酸盐的吸收量,从而降低草酸钙结石的生成量;⑤正磷酸盐可提高血磷、间接降低尿钙。尿酸结石可应用别嘌呤醇;胱氨酸结石可用α-青霉胺、乙酰半胱氨酸和维生素 C 等。

(2)增加尿中抑制结石形成的物质。包括镁、枸橼酸钾等。近年研究证实中药中的五苓散、加味入正散等都有抑制草酸钙成石的作用。

四、监测与护理

密切观察心率、血压、呼吸等生命体征的变化;详细记录 24h 尿量;仔细观察病情变化及并发症的发生;定期作尿常规、血液生化检查及肾功能监测。

根据影像学检查结果,选择适当的去石方法。可采取排石、碎石、溶石、手术取石等。手术取石作好术中与术后监测、护理。

给予合理营养,多饮水增加尿量。剧烈疼痛者给予镇痛、解痉药物。有尿潴留等并发症时,及时采取措施,常用导尿术、耻骨上膀胱穿刺术等。

第三节　急性尿潴留

急性尿潴留是泌尿系统常见急症,起病原因很多,需详细询问病史,认真检查,全面分析,正确诊断,及时处理。

一、病因

1.机械性梗阻

机械性梗阻是最常见的病因,膀胱颈部和尿道的任何梗阻性病变都可引起急性尿潴留。

(1)膀胱内疾病(膀胱肿瘤出血大量血凝块、异物、结石等)。

(2)膀胱颈梗阻(前列腺增生、前列腺肿瘤、膀胱颈挛缩等)。

（3）尿道病变（损伤、狭窄、肿瘤、结石、异物等）。

（4）尿道膀胱外病变（盆腔肿瘤、妊娠子宫等）。

2.动力性梗阻

常见的原因有手术后尿潴留、中枢和周围神经损伤、炎症和肿瘤等。阿托品、普鲁苯辛、654-2等药物应用亦可导致尿潴留。急性尿潴留也常见于高热、昏迷的病人，在小儿、老年人中尤为常见。

二、诊断

急性尿潴留诊断不难，根据排尿不出，耻骨上有涨满感，检查耻骨上区隆起，叩诊呈浊音，触诊有表面光滑的球状肿物，压之有尿意感即可诊断，但要注意急性尿潴留的病因，根据病史、体检、化验及特殊检查进行综合、全面的分析。

1.病史

详细询问与泌尿系症状有关的病史，如过去有无类似发作史，有无外伤史、手术史，有无血尿、排石史，有无经尿道器械检查史等。还要询问其他系统有关症状，特别是神经系统和盆腔手术史。病人年龄和性别对诊断也有一定的启示。如婴幼儿常以包皮口或尿道外口狭窄、膀胱尿道结石、先天性后尿道瓣膜多见，成年人以尿道狭窄、前列腺炎、神经性膀胱功能障碍为多见，老年人多见前列腺增生症、前列腺癌。女性病人应注意膀胱外病变的压迫或神经功能障碍的可能。

2.体格检查

除一般查体外，应注意泌尿系统和神经系统的检查。

（1）泌尿系检查：①外生殖器检查：注意包皮口及尿道外口有无狭窄，尿道有无结石，前尿道有无狭窄，女性注意尿道口及阴道口有无血性、脓性分泌物，有无脱出的肿物；②直肠指诊：有无前列腺增生、后尿道结石、直肠肿瘤等；③尿道探诊：用尿道扩张器行尿道探查，可了解有无尿道狭窄、部位和程度，但要严格注意无菌操作，手法要轻柔，避免造成尿道损伤。

(2)神经系统检查:①肛门外括约肌张力检查:以手指插入肛门,若感到肛门括约肌松弛,提示下运动神经元病变;若括约肌张力增高,提示上运动神经元病变;②肛门反射试验:以针尖轻刺肛门周围皮肤,肛门括约肌收缩说明脊髓反射存在;若无肛门括约肌收缩反射,提示下运动神经元病变;③球海绵体肌反射试验:病人平卧位,检查手指插入病人肛门,用另一只手轻柔挤压阴茎头或阴蒂,若感到肛门收缩,说明脊髓反射活动存在。

三、救治措施

急性尿潴留的治疗原则是解除病因,恢复排尿。可先作尿液引流,同时探求引起尿潴留的原因。

1.尽快排空病人膀胱

(1)导尿术:它是解除急性尿潴留的最常用的方法。

(2)耻骨上膀胱穿刺术:导尿失败可采用此方法。耻骨上 2cm 正中局部麻醉后,用穿刺针垂直刺入膀胱,即可引出尿液。用特制的膀胱穿刺针可放置引流管作较长时间的引流。

(3)耻骨上膀胱造瘘术:少数病人需长期引流膀胱,可在局部麻醉下进行耻骨上膀胱切开造瘘术。

2.急性尿潴留的病因治疗

根据检查的情况和病因不同,作相应病因治疗。

四、监测与护理

1.注意对病人生命体征的监测。

2.应想尽一切办法恢复病人排尿。一般病人可给予热敷、按摩小腹部,温水坐盆,针灸关元、中极、三阴交等;若潴留时间较长,病人痛苦不堪,应立即行导尿术。

3.导尿术应注意无菌操作,同时观察病人的表情及反应。有些梗阻病例导尿术若遇到困难,可采用膀胱穿刺术。

第六章　血液系统危重症

第一节　溶血危象

溶血危象是一组严重威胁病人生命的综合征,是指在慢性溶血过程中,或具有潜在溶血因素的病人在某些诱因作用下,发生急性溶血。临床主要表现为突然出现寒颤、高热,烦躁、疲乏、头痛、胸闷及剧烈腰痛,四肢酸痛,甚至尿少及无尿,血红蛋白骤然降低,贫血、黄疸急剧加重,网织红细胞增加。

一、临床表现与诊断

1.症状、体征

(1)发热,大部分病人先有寒颤,面色苍白,四肢发热,继而体温上升,可达 40℃。

(2)四肢、腰背、腹部疼痛,病人多有全身酸痛及腰背酸痛,伴有腹痛,严重者伴明显肌紧张。

(3)血红蛋白尿,尿呈棕红色或酱油色。

(4)贫血加重,黄疸加深。

(5)肝脾明显肿大。

(6)血压下降,甚至休克。

2.辅助检查

通过辅助检查,确定是否溶血,包括以下几个方面。

(1)血常规:红细胞数、血红蛋白急剧降低,白细胞、血小板增多,网织红细胞显著增高,可达 $50\% \sim 70\%$ 。

（2）骨髓象:红系呈过度增生,常可见分裂的幼红细胞,粒红比例明显降低或倒置。

（3）血清胆红素明显增高,尤其是间接胆红素迅速增加,尿胆红素阴性。

（4）血清结合珠蛋白含量减少甚至消失。

（5）血浆游离血红蛋白增加。

3.确定原发病的类型

（1）阵发性睡眠性血红蛋白尿:酸溶血试验、蛇毒溶血试验阳性。

（2）自体免疫溶血性贫血:直接、间接 Coombs 试验阳性。

（3）海洋性贫血及血红蛋白病:血红蛋白电泳异常。

（4）蚕豆病伯氨喹型溶血性贫血:红细胞 G-6-PD 酶测定活性减低或缺乏。

（5）红细胞丙酮酸激酶缺乏:红细胞丙酮酸激酶测定活性减低或缺乏。

二、鉴别诊断

1.输血引起的溶血

多有明显的输血史,常在输血过程中或输血后迅速发病,受者血型与供者血型不合。

2.重症黄疸型肝炎

重症黄疸型肝炎常以消化道症状为主,肝功能明显异常,无血红蛋白尿,无严重贫血,网织红细胞不增加。

三、救治措施

本症的治疗原则是迅速终止严重溶血和消除血红蛋白血症,矫正重度贫血,防止肾衰,防治并发症,具体措施如下。

1.去除引起溶血的原因

原因包括控制感染,去除引起溶血的一切因素,包括过敏原、药物等。

2.肾上腺皮质激素

氢化可的松,一般用量为 300～1200mg/d 静脉滴注,主要用于自身免疫性溶血性贫血引起的溶血危象,对阵发性血红蛋白尿、伯氨喹性溶血性贫血、药物性溶血性贫血、遗传性球形及椭圆形红细胞增多症均有效。也可用甲泼尼龙替换,剂量为 20～30mg/kg。使用 3 天后,逐渐减量。

3.防治肾衰

20%甘露醇 250mL 于 15～30min 内快速静脉滴注,使尿量维持在 100mL/h 以上,24h 尿量应达 1500～2400mL。低分子右旋糖酐 500～1000mL/d。对于有血红蛋白尿的病人,在有尿的基础上适量予以 5%碳酸氢钠碱化尿液。已发生肾衰者,按急性肾衰处理。

4.输血、纠正贫血

大量溶血造成严重贫血,输血是抢救病人生命的关键措施之一。但要根据原发病的不同采用成分输血。洗涤红细胞经过洗涤去除了99%以上血浆,不含补体及抗体,适合多种类型溶血性贫血,如自体免疫性溶血性贫血、阵发性睡眠性血红蛋白尿。如病情危急且又无分离洗涤红细胞条件,可在输血前用大量糖皮质激素。

5.大剂量静注丙种球蛋白

0.4～0.6g/kg 丙种球蛋白静注,连用 5 天对控制自体免疫性溶血性贫血有效,但价格昂贵。

6.免疫抑制剂

硫唑嘌呤 100～150mg 口服对自体免疫性溶血性贫血有效,但长期使用导致骨髓抑制。

四、监测与护理

1.密切观察病人变化,监测心率、血压等循环功能变化情况,每30min 测体温一次。

2.动态监测红细胞、白细胞、血小板、血清胆红素、血浆游离血红蛋白等指标。

3.输血过程中如出现输血反应,迅速作出判断,并给予及时处理。

①轻度输血反应,如单纯荨麻疹可不停止输血,放慢速度、严格观察;应用抗组胺类药物,或皮下注射 1∶1000 肾上腺素 0.5mL。②重度输血反应立即停止输血,吸入纯氧,密切观察;保留静脉通道给予地塞米松,有支气管痉挛者皮下或肌内注射 1∶1000 肾上腺素 0.5mL。严重的喉头水肿应作喉插管或气管切开。③寒战期给予保暖,应用退热药(阿司匹林或对乙酰氨基酚)、镇静药(苯巴比妥或地西泮片)。寒战严重时给予哌替啶 25mg 肌内注射或静脉注射 10% 葡萄糖酸钙溶液。④详细核对病人及供血者各种记录,保留标本立即重作 ABO 及 Rh 血型鉴定及配血试验。⑤对输血用盐水、输血器具进行热源检查;血袋中剩余血涂片细菌检查,必要时作细菌培养。

4.按危重病人常规护理,嘱病人绝对卧床休息。发生休克者按休克病人常规护理。

5.预防 DIC 发生,密切观察血红蛋白尿的出现,特别应注意第一次尿液的颜色。观察黄疸的出现,非结合胆红素及尿胆原的升高等。

6.备齐抢救设备及药品,如抢救车、吸痰器、氧气瓶、输液器及各种急救药物,随时作好抢救准备。

第二节　　出血危象

出血危象是指由于血管因素、血小板量或质的异常、血液凝固障碍等引起的迅猛的大出血,或出血不止,发生休克、昏迷而危及生命的现象。容易发生出血危象的疾病很多,归纳为以下三大类:①血管缺陷所致的出血危象;②凝血功能障碍所致的出血危象;③血小板异常所致的出血危象。

一、血管缺陷所致的出血危象

(一)病因

1.遗传性出血性毛细血管扩张症。

2.过敏性紫癜。

(二)诊断要点

1.家族史、过敏史。

2.皮肤黏膜出血。

3.血小板计数、凝血像检查及骨髓检查等基本正常。

(三)救治处理

1.去除病因

尽早查出并及时消除致病因素是治疗本病的关键。

2.一般疗法

大量出血应卧床休息,必要时输血治疗。

3.抗组胺药物

阿司咪唑(息斯敏)10mg/次,每日服 3 次,马来酸氯苯那敏(扑尔敏)4mg/次,每日 3 次,异丙嗪(非那根)25mg/次,每日服 3 次,还可用10%葡萄糖酸钙溶液 10mL 加入葡萄糖溶液静脉缓慢注入,每日 1～2 次。

4.止血药

酚磺乙胺 0.25～0.5g,每日 2～3 次肌内注射或 1～2g 加入葡萄糖溶液中静脉注射。卡络柳钠 10mg 每日 2～3 次肌内注射或 40～60mg加入葡萄糖溶液中静脉滴注。维生素 C 及芦丁也有降低毛细血管通透性作用。

5.封闭疗法

0.5%普鲁卡因 100～200mg 加入 5%葡萄糖溶液中静脉滴注,每日 1 次,连用 7～10 天为一疗程。可调节神经系统功能,抑制过敏反应。

6.肾上腺皮质激素

具有抗过敏及改善血管通透性作用,对控制关节疼痛、腹痛、胃肠道出血及消退皮肤紫癜、神经性水肿疗效显著,但对肾脏病无效。通常用泼尼龙 10mg,每日服 3 次,重症者可用氢化可的松 100～200mg 或地塞米松 10～20mg 加入葡萄糖溶液中静脉滴注。症状控制后应减量至停药。

7.免疫抑制剂

对于肾型症状较重者、病情迁延及激素治疗无效者,可选用免疫抑制剂治疗。一般用硫唑嘌呤 50mg 每日服 2～3 次;环磷酰胺 50mg 每日服 2 次或 200～400mg 加入葡萄糖溶液静脉注入,每周 2 次,有效后减量,常可与激素合用。

二、凝血功能障碍所导致的出血危象

(一)病因

1.遗传性凝血因子减少,如血友病。

2.获得性凝血因子减少。

3.血循环中的抗凝物质增多。

4.纤维蛋白溶解亢进。

(二)诊断要点

1.家族史或者有原发疾病。

2.皮肤黏膜、肌肉、关节、脏器出血。

3.凝血时间、部分凝血酶原时间、凝血酶原时间、凝血酶时间异常。

(三)救治处理

1.局部止血治疗

如轻微割破、鼻出血,可用纤维蛋白泡沫、明胶海绵、凝血酶、肾上腺素等局部压迫止血。

2.替代疗法

替代疗法可用新鲜血、新鲜冰冻血浆、血小板悬液、冷沉淀物、凝血因子制剂。

3.关节积血的处理

在替代疗法的基础上,可用按摩、热敷或穿刺引流。

4.其他治疗方法

(1)去氨加压素(DDAVP):静脉输注 0.3μg/kg,用 30mL 生理盐水稀释后在 30min 内静脉注毕,使用后 1～2h,血中Ⅷ:C 可增高 2～4 倍,给予 0.4～0.5μg/kg 可增高 4～6 倍,有一定疗效。

(2)达那唑:是人工合成的雄性激素,600mg/d,口服,对部分病人有效。

(3)肾上腺皮质激素:此药通过降低血管脆性和通透性,有减轻关节肌肉出血所致的炎症反应、加速血肿吸收、抑制纤溶等作用,可在关节滑膜炎症时与替代疗法同用。但没有预防病人自发出血的作用。治疗剂量为泼尼松 30mg/d,3 天后逐渐减量,一般不超过 10 天,多用于关节腔、咽喉部、深部肌肉、腹腔等部位出血。

(4)抗纤溶药物:血友病甲病人内源凝血途径中纤维蛋白形成延缓或减少,抗纤溶药物如 6-氨基己酸、氨甲苯酸有保护少量已形成的凝血块不被溶解的作用,对治疗出血有一定疗效。抗纤溶药物不宜应用于血尿病人。

5.对获得性凝血因子减少的病人的治疗

病因治疗是一个根本的治疗。

三、血小板异常所致的出血危象

(一)病因

1.原发性血小板增多症。

2.血小板减少症。

3.血小板功能异常。

(二)诊断要点

1.危象发生前可有过敏、药物、感染、外伤、手术、理化损伤等诱因。

2.病人急骤起病,有自发、广泛的皮肤、黏膜、内脏等出血不止的倾向。

3.实验室检查显示血小板数量异常或者形态、功能障碍;凝血像检查正常。

(三)救治处理

1.治疗原发病

治疗原发病是预防危象发生的根本措施。对于免疫因素所诱发的血小板危象,应尽早用皮质激素和(或)免疫抑制剂治疗;对于急性白血病、恶性肿瘤所致者,合理使用化疗药物,争取缓解;对于严重感染所致者,则应积极控制感染;因药物所致者,应立即停止使用有关药物;休克所致者应针对其病因给予扩充血容量,改善微循环,纠正酸碱平衡失调,防止 DIC 发生。止血药物常用的是氨甲环酸静脉滴注 5g/d,巴曲酶 1～2kU/d 注射,亦可选用卡络柳钠。

2.血小板的输注

输入血小板的适应证为:①有严重出血,特别是颅内出血危险者。②肾上腺皮质激素治疗出血无效时。③血小板计数低于 $20\times10^9/L$。④脾切除术前。用量:每日 18U 输注。

3.肾上腺皮质激素治疗

肾上腺皮质激素或促肾上腺皮质激素可以减低毛细血管的通透性,抑制抗血小板抗体的形成,抑制抗体与血小板的结合,限制单核-巨噬系统的清除功能,提高血小板的存活率。由于血小板清除作用主要发生在脾脏,因此皮质激素的治疗相当于"药物性切脾"。临床上适用于因免疫引起的急性血小板减少性紫癜或获得性血小板病所致的本症。但对血小板增多症和妊娠 5 个月内者所致的危象,一般不主张用激素治疗。用量:泼尼松 1～2mg/kg 或者等量的氢化可的松、地塞米松静注。

4.大剂量丙种球蛋白静脉滴注

一般认为其作用是抑制抗体的产生,方法是每日 0.4g/kg 静滴,连续 5 天。

5.免疫抑制剂

对肾上腺皮质激素治疗效果差或无效的难治型病例,可选用免疫抑制剂,通常可与糖皮质激素合用。常用的有:①长春新碱,每周 1 次,2mg/次,静脉滴注 6～8h,连续 4 周。②环磷酰胺,每日 100～150mg 分次口服。③硫唑嘌呤,每日 50～150mg,分次口服。免疫抑制剂的疗程通常为 4～6 周。

6.脾切除

脾切除是本病有效的治疗方法之一,其适应证为:①糖皮质激素疗程 6 个月以上未见效;②糖皮质激素疗效较差或减少剂量即易复发,或血小板计数仍在 $50\times10^9/L$ 以下;③对糖皮质激素有所禁忌者;④核素标记血小板输入体内后,脾区放射指数较高,或肝与脾的比值增高。脾切除的有效率达 70%～90%,完全缓解者占 45%～60%。但术后仍有复发者。

7.其他治疗

①环孢素 A,按 3～5mg/(kg·d),分次口服;②血浆置换疗法适用于血栓性血小板减少性紫癜;③血小板增多引起的血小板危象,继发性者则主要是治疗原发病;原发性者则主要用骨髓抑制治疗(放射性磷或马利兰等化疗)。

四、出血危象的监测与护理

1.清除病因和诱因,是防治 DIC 重要措施。去除病因,如及时清理病理产科的子宫内容物,积极有效地控制感染和败血症,对抗休克,纠正缺氧,加强支持疗法。

2.专人护理,严密观察各项生命体征,注意出血倾向及休克、栓塞的发生。配合医师及时掌握病情和正确处理。按危重病人常规护理，嘱病人绝对卧床休息。发生休克者按休克病人常规护理。

3.备齐抢救设备及药品，如抢救车、吸氮器、氧气瓶、输液器及各种急救药物。

4.根据不同情况予以护理：①皮肤出血，衣服、被单应柔软，翻身宜轻，穿刺和注射部位可行压迫止血。病人接受抗凝治疗时，应尽量减少有创伤性检查和肌内注射；②鼻出血者应鼻部冷敷，用 1：1000 肾上腺素棉条或凡士林纱条填塞鼻腔；③口腔黏膜出血时可用生理盐水或 1：5000 呋喃西林液漱口，加强口腔护理；④呕血应按上消化道出血护理。

5.大量出血应卧床休息，必要时输血治疗。

第七章　内分泌系统危重症

第一节　低血糖症

低血糖症是血浆葡萄糖(简称血糖)低于 2.5mmol/L(血浆真糖,葡萄糖氧化酶法测定)时的一种临床状态,病因多种,临床常表现为交感神经兴奋和中枢神经系统功能障碍。但血糖低于 2.8mmol/L 时是否一定出现临床症状,个体差异较大,临床表现的严重程度取决于:①低血糖的浓度;②低血糖发生的速度及持续时间;③机体对低血糖的反应性;④年龄等。

一、病因

低血糖症病因多种,临床常分为空腹低血糖和餐后低血糖,空腹低血糖常见于:胰岛素瘤、降糖药、胰外肿瘤、卡尼汀(肉毒碱)缺乏、生长激素不足、糖原贮积病、重症肝病、严重营养不良、乙醇过量、食用荔枝过多、服抗组胺类、单胺氧化酶抑制药等。餐后低血糖常见于:特发性低血糖、胃肠手术后、半乳糖血症、果糖不耐受等。

二、发病机制

正常生理状态下,机体通过多种酶、激素和神经调控糖的消化、吸收和代谢,使血糖保持在相对稳定的正常范围内(3.3～8.3mmol/L),如果出现以下情况:①糖来源不足和消化吸收不良;②糖代谢过程中某种酶的缺陷,如果糖-1,6 二磷酸酶、丙酮酸羧化酸缺乏;③肝病使糖原贮藏、分解或糖异生减少;④拮抗胰岛素作用的激素分泌不足,如生长激素、氢化可的松、胰升糖素和肾上腺素等;⑤胰岛素等,能使血糖降低的激素过多;⑥组织消耗能量过多;⑦供给糖异生的底物不足;⑧迷走神经兴奋增强等均可使血糖降低。血糖是脑细胞能量的主要来源,短暂低血糖可导致脑功能不全,低血糖反复发作或持续较长时间的低血糖可引起永久性脑功能障碍或死亡。

三、临床表现

低血糖对机体来说是一种强烈的应激,患者表现如下。

1.交感神经和肾上腺髓质兴奋增强

常有心慌、心悸、饥饿、软弱、手足发抖、面色苍白、出汗、心率加快、血压轻度升高的症状和体征。这些症状常在饥饿或运动后出现,或多于清晨空腹或下半夜时发生,少数患者可发生于午饭前或午饭后3~4h。

2.中枢神经系统功能障碍

初始为大脑皮质受损的表现,如精神不集中、思维和语言迟钝、头晕、嗜睡、视觉障碍、幻觉、易怒、行为怪异等。病情发展可累及大脑皮质下功能,出现幼稚动作、肌肉颤动及运动障碍,癫痫样抽搐,瘫痪,肌张力低,腱反射减弱,病理征阳性,逐渐出现昏迷。但是,低血糖症时不同患者或同一患者的各次发作时的表现可以不一样。这取决于血糖下降的速度、程度和个体的反应性、耐受性。如血糖下降缓慢,可以无明显的交感神经兴奋的症状,而只表现为脑功能障碍,甚至仅以精神行为异常、癫痫样发作、昏迷为首发症状。若血糖下降较快,则多先出现交感神经兴奋的表现,然后逐渐出现脑功能障碍。在长期低血糖的患者,血糖降低的程度与临床表现有时不相称,如有时血糖为1.1mmol/L仍无症状,有时血糖不甚低,却出现癫痫样抽搐或昏迷。

四、辅助检查

空腹和运动促使低血糖症发作时血糖低于 2.5mmol/L,供糖后低血糖症状迅速缓解,可确诊为低血糖症。若进一步明确病因,可根据临床选做腹部、垂体 B 超或 CT、MRI 等检查。胰岛素释放指数-血浆胰岛素(μU/ml)/血浆葡萄糖(mg/dl)正常为 0.3,若升高表示胰岛素不适当分泌过多。空腹血糖降低不明显者,可用持续饥饿和运动试验诱发。

五、诊断与鉴别诊断

低血糖发作时临床表现、对治疗的反应及血糖测定结果是低血糖急诊救治时的 3 个重要内容。如果临床怀疑有低血糖,可以从以下几方面着手鉴别。

(1)询问有无糖尿病史。如有,首先考虑降糖药物过量,昏迷者应与糖尿病酮症酸中毒和非酮症高渗性昏迷相鉴别。

(2)胰岛 B 细胞瘤者,可能仅因严重的脑功能障碍来就诊。

(3)餐后发病者,其血糖值下降又不多,很可能为反应性低血糖症。

(4)原有肝功能障碍者,发生昏迷时,除考虑肝性脑病外,要想到有发生低血糖的可能。

(5)乙醇中毒昏迷者,要严防合并低血糖症。

六、急诊处理

低血糖症轻者进食糖水或糖果后症状很快缓解。

1.重度低血糖

静脉注射 50% 葡萄糖 50～100ml,必要时静脉滴注 10% 葡萄糖液直至患者清醒能进食。少部分患者体内皮质醇不足,经上述处理后,意识障碍恢复较慢时,可加用氢化可的松 100mg 静滴和(或)胰高糖素0.5～1mg肌内注射。在治疗过程中注意防治脑水肿,尤其是对昏迷时间较长者,可加用脱水药。

2.降糖药过量

引起的低血糖昏迷患者,应用上述方法治疗清醒后,应鼓励患者进食,不能进食者应适当延长静脉滴注葡萄糖时间,严防再度昏迷的发生。

3.特发性功能性低血糖症

应向其说明本病的性质,给予适当的精神安慰,鼓励患者进行体育锻炼,严格限制糖类的摄入,适当提高蛋白质和脂肪含量,宜少量多餐。必要时可试用小剂量抗焦虑药及抗胆碱药,以延缓肠道对食物的吸收,减少胰岛素分泌。

七、预后

本症预后取决于原发病,部分低血糖昏迷致脑缺氧时间过长者,可遗留有脑功能障碍。

八、护理

1.护理评估

(1)生命体征及神志。

(2)病因及诱发因素。

(3)发病的时间、主要症状、特点及并发症。

(4)辅助检查:血糖、血胰岛素水平。

(5)社会心理评估:患者的情绪及心理反应。

2.护理措施

(1)急救处理:①立即检测血糖。②清醒轻症患者可口服葡萄糖溶液或含糖饮料。③昏迷患者遵医嘱静脉注射 50% 的葡萄糖注射液 40～60ml,继以 10% 葡萄糖注射液 500～1000ml 静脉滴注,直至患者清醒,血糖恢复正常。④昏迷患者立即开放气道,给予氧气,保持呼吸道通畅,必要时给予气管插管或气管切开行人工辅助通气;给予心电监护。⑤昏迷持续时间长或伴有严重脑水肿者,可用 20% 甘露醇注射液治疗。

（2）一般护理：①病情观察：严密观察生命体征、神志变化、心电图、尿量等。定时监测血糖。意识恢复后要注意观察是否有出汗、嗜睡、意识模糊等再度低血糖状态，以便及时处理。②药物护理：观察治疗效果及不良反应。③基础护理：卧床休息，注意保暖；昏迷患者按昏迷护理常规护理；抽搐者注意保护患者，防止外伤。④心理护理：消除患者及家属的紧张、恐惧心理，稳定情绪。

3.健康指导

（1）向患者及家属讲解其病因、诱因及预防措施，防止复发。

（2）指导患者及家属进行自我监测护理：定期监测血糖并记录；坚持糖尿病饮食。

（3）让患者了解皮下注射胰岛素和口服降糖药治疗过程中可能会发生低血糖，教会患者及亲属识别低血糖早期表现和自救方法。

（4）外出时携带身份识别卡；定期复诊。

4.护理评价

经过治疗和护理，评价患者是否达到：①生命体征平稳。②血糖正常。③能够进行自我监测。④能识别低血糖早期表现和掌握了低血糖自救的方法。⑤能运用有效的应对技巧，情绪稳定，有战胜疾病的信心。

第二节　糖尿病酮症酸中毒

各种因素导致糖尿病病情加重，机体糖、脂肪和蛋白质代谢进一步紊乱，病人出现高血糖、高酮血症以及代谢性酸中毒时，称为糖尿病酮症酸中毒（DKA）。DKA是糖尿病最常见的急性并发症，主要缘于胰岛素的严重缺乏以及胰岛素反调节激素的增高。

一、临床表现

DKA 早期除原有糖尿病症状加重外,常无其他特殊表现。多数病人有食欲减退、恶心、呕吐和乏力症状,有时出现肌痛和腹痛,儿童病人更为多见。病人往往呼吸加快,呼吸具有酮味。部分病人出现酸中毒性深大呼吸(Kussmaul 呼吸)。随着病情的进一步发展,可出现严重脱水,尿量减少,皮肤弹性差,眼球下陷,心动过速和血压下降。晚期以中枢神经系统的症状为主要表现,各种反射迟钝甚至消失,嗜睡以致昏迷。

1.严重脱水

皮肤黏膜干燥,弹性差,舌干而红,口唇樱桃红色,眼球下陷,心率增快,心音减弱,血压下降,并可出现休克及中枢神经系统功能障碍,如头痛,神志淡漠,恍惚,甚至昏迷。少数病人尚可在脱水时出现上腹部剧痛,腹肌紧张并压痛,酷似急性胰腺炎或外科急腹症,胰淀粉酶亦可升高,但非胰腺炎所致,系与严重脱水和糖代谢紊乱有关,一般在治疗2～3天后可降至正常。

2.酸中毒

酸中毒可呈深而快的 Kussmaul 呼吸,呼出气体呈酮味(烂苹果味),但病人常无呼吸困难感,少数病人可并发呼吸窘迫综合征。酸中毒可导致心收缩力下降,诱发心力衰竭。

3.电解质紊乱

早期低血钾常因病情发展而进一步加重,可出现胃肠胀气,腱反射消失和四肢发麻,甚至有麻痹性肠梗阻的表现。当同时合并肾功能损害,或因酸中毒致使细胞内大量钾进入细胞外液时,血钾也可增高。

4.其他

肾衰时少尿或无尿,尿检出现蛋白尿与管型。部分病人可有发热,病情严重者体温下降,甚至降到 35℃ 以下,这可能与酸中毒血管扩张和循环衰竭有关;尚有少数病人可因 6～磷酸葡萄糖脱氢酶缺乏而产生溶血性贫血或黄疸。

二、辅助检查

1.尿

尿糖和尿酮体强阳性,可有蛋白尿或管型。肾功能严重损害者,肾糖与肾酮阈值明显增高,此时,尿糖、尿酮阳性程度与血糖和血酮体数值不相平行。

2.血

(1)血糖。一般在 $16.7\sim33.3$ mmol/L($300\sim600$ mg/dL)之间,若血糖超过 33.3 mmol/L,则多伴有高渗状态或肾功能受损。

(2)血酮体。定性测定呈现强阳性,定量一般在 4.8 mmol/L 以上。

(3)酸碱平衡。pH 值及 CO_2-CP 降低,轻者为 pH 值>7.2,CO_2-CP $13.5\sim18.0$ mmol/L($30\sim40$ vol%);中度酸中毒者血 pH 值和 CO_2-CP 分别在 $7.1\sim7.2$ 和 $10\sim15$ mmol/L 之间;重度酸中毒时,pH 值往往低于 7.1,而 CO_2-CP 在 10 mmol/L 以下。此时,病人血中碱剩余负值增大(>-2.3 mmol/L),阴离子间隙增大与碳酸氢盐降低大致相等。

(4)电解质。血钾正常或偏低,无尿者可以升高。血钠、血氯降低。治疗以后,血钾开始降低,甚至出现低钾血症。

(5)肾功能。血清尿素氮和肌酐可以轻度至中度升高,多为肾前性,随着输液和 DKA 的恢复,肾功能不全的表现可消失。肾脏本身有病变或者脱水严重造成肾功能受损者,血尿素氮和肌酐可以持续升高。

(6)血浆渗透压。多数在正常范围,少数可以轻度升高。

(7)其他。$40\%\sim75\%$ 的病人血淀粉酶升高,治疗后一周内大多恢复正常。病人白细胞常常升高,即使无合并感染,也可达 10×10^9/L 以上,中性粒细胞亦有增多表现。

三、诊断与鉴别诊断

根据病史、详细的体检以及相关的辅助检查,一般可以确立 DKA 的诊断。

　　有些糖尿病病人DKA为首发临床表现,此时,只要尿酮体阳性,血糖升高,血pH值降低,无论有无糖尿病病史,均可诊断为DKA。但是,DKA病例引起昏迷者只占昏迷病人的少数,临床上应同其他导致昏迷的疾病,如糖尿病非酮症性高血糖高渗综合征、低血糖、乳酸酸中毒、尿毒症和脑卒中等加以区别。

　　(1)糖尿病非酮症性高渗综合征:好发于老年病人,常因利尿剂和激素等药物诱发,病前无明确的糖尿病病史;症状类似于酮症酸中毒,往往有明显脱水和低血压,昏迷多见。化验检查血糖大于44mmol/L,尿酮体阴性或弱阳性。血浆渗透压大于330mOsm/L。

　　(2)乳酸酸中毒:多有肝肾或慢性心肺疾患或缺氧病史,常有降糖灵服用史,化验血乳酸大于5mmol/L,阴离子间隙(AG)大于18mmol/L。

　　(3)低血糖:其病突然,表现为心悸、手抖、出汗、饥饿、神志改变、癫痫样发作和昏迷,常有降糖药物服用史。血糖小于2.8mmol/L。

　　DKA的危重指标:①临床表现有重度脱水、Kussmaul呼吸和昏迷;②血pH值<7.1,CO_2-CP<10mmol/L;③血糖>33.3mmol/L,伴有血浆渗透压升高;④出现血钾过高或低钾血症等电解质紊乱;⑤血尿素氮和肌酐持续升高。

四、救治措施

1.急救原则

积极去除诱因,纠正代谢紊乱,防治并发症,降低病死率。

2.一般处理

(1)注意监测生命体征。

(2)适当进行相关的辅助检查。

(3)开放静脉通道。

(4)根据需要给予吸氧、留置导尿管等。

(5)积极去除诱因。

3.急救措施

(1)酮症。如果病人仅有酮症而无酸中毒的表现,提示疾病处于代偿期。此时,只需给予足量的速效胰岛素即可。一般采用小剂量短效胰岛素肌内注射,1～3U,每小时一次,或者 4～6U,每 2h 一次。应同时鼓励病人多饮水,并根据血糖、尿酮体等检查结果,适当调整胰岛素剂量。持续 2～3 天,若酮体消失,则可接受糖尿病常规治疗。

(2)酮症酸中毒。属于失代偿阶段,必须积极抢救。①大量补液。DKA 病人失水量可达体重的 10%以上,补充足量液体是治疗 DKA 的关键。液体的性质应根据血糖和血钠浓度决定。一般使用等张晶体液,如生理盐水或林格液,当血糖降至 13.8mmol/L 时,应给予 5%葡萄糖液或葡萄糖生理盐水。如血钠大于 155mmol/L,血浆渗透压大于 330mOsm/L,可适当应用 0.45%氯化钠半张液。如果治疗前已有低血压或休克,快速输液不能有效升高血压,应考虑输入胶体溶液,并采取其他抗休克措施。DKA 病人的补液量应视病情而定,通常第一日总量在 4000～8000mL。补液速度可以根据失水程度以及病人的心肺功能而定,必要时可在监测中心静脉压的基础上调节输液速度及输液量。较重的病人,开始第一小时可快速静滴 1000mL,然后以 500mL/h 的速度再补 1000mL,以后逐渐减慢输液速度,并密切观察末梢循环状况,以决定输液的速度与总量。补液后尿量应在每小时 100mL 以上,如仍尿量少,表示补液不足或心、肾功能不佳,应加强监护,根据病情调整。昏迷者在苏醒后,鼓励口服液体,渐减输液量,较为安全。对于老年冠心病或糖尿病心脏病的病人,应该适当减慢输液速度,减少输液的总量。病情平稳而代谢紊乱纠正欠佳时,可以一边输液,一边给予脱水治疗。②小剂量持续静滴胰岛素。可以首先给予负荷量,即速效胰岛素 10～20U 静脉、肌内或皮下注射,然后采用小剂量胰岛素持续静脉滴注。也可使用间歇静脉或肌内注射的方法给予胰岛素。第一阶段:病人诊断确定后(或血糖>16.7mmol/L),开始先静脉点滴生理盐水,并在其中加入普通胰岛素,剂量为每小时 2～8U(一般 4～6U)持续静脉点滴,4h

后查血糖,如血糖下降少于30％滴注前水平,可将胰岛素加量。如下降大于30％,则按原剂量继续滴注,直至血糖下降为<13.9mmol/L后,转第二阶段治疗。当血糖<8.33mmol/L时,应减量使用胰岛素。第二阶段:当病人血糖下降至<13.9mmol/L时,将生理盐水改为5％葡萄糖液(或糖盐水),普通胰岛素的用量则按葡萄糖与胰岛素之比2~4:1(即每2~4g糖给胰岛素1U)继续点滴,使血糖维持在11.1mmol/L左右,血酮体阴性,尿酮体阳性时,可过渡到平日治疗剂量,但在停止静脉滴注胰岛素前1h,酌情皮下注射胰岛素1次。儿童剂量按0.1U/(kg·h)计算。在抢救糖尿病酮中毒重症病人时,胰岛素的用量前4h为40~50U,第一天的总量平均为100U左右。③适当纠正酸碱紊乱。轻症DKA病人经过输液和应用胰岛素之后,酸中毒可逐渐纠正,不必给予碱性液体。严重的酸中毒使外周血管扩张,心肌收缩力降低,由此导致低体温与低血压,并降低胰岛素敏感性。如果血pH值低于7.0,出现呼吸中枢抑制以及中枢神经系统功能障碍,并可诱发心律失常,危及病人的生命安全,此时应给予相应的治疗。一般认为,当血pH值降至7.1,CO_2-CP<10mmol/L时,可以应用5％碳酸氢钠溶液80~100mL。④注意电解质平衡。DKA病人体内有不同程度的失钾。除非病人已有肾功能不全、无尿或高血钾,一般在开始输注胰岛素和病人有尿后,即给予静脉补钾。血钾为4mmol/L时,每小时补氯化钾1g;血钾为3mmol/L时,每小时补氯化钾1.5~2.0g;血钾达5.5mmol/L时,暂不宜补钾;24h补氯化钾总量为6~10g。病人在DKA恢复能进食后,仍需继续补钾1周。⑤积极防治感染。感染是DKA最常见的诱发因素,而DKA病人又因为抵抗力的降低易于合并感染。因此,临床上可根据具体情况,适当选择合适的抗生素。⑥支持与对症处理。注意给予病人足够的营养,增强病人的应激与抵抗能力。对于合并心力衰竭、休克、肾功能衰竭和脑水肿的病人,应视病情给予相应的治疗。

五、监测与护理

1.昏迷者保持气道通畅,必要时吸氧,留置导尿管,记录 24h 出入量。

2.迅速建立静脉通道,如有条件建立中心静脉通道,以便进行中心静脉压监测。

3.准确记录生命体征,意识水平,血糖、尿糖、尿酮体、血气分析、血尿素氮、电解质等,定时复查,重者 1～2h 复查一次。

4.密切观察病情变化,注意各项监测指标的变化,如快速补液时注意中心静脉压及尿量的变化,补钾时注意心电图及血钾的变化,胰岛素治疗时注意血糖的变化等,如发生异常立即处理。

5.昏迷病人要注意口腔护理,按时翻身,防止褥疮,冬季注意保暖。

第三节　乳酸性酸中毒

一、病因与发病机制

本病是大量乳酸在体内堆积所致。正常乳酸是糖无氧酵解时的最终产物,糖在无氧条件下在胞液中进行酵解,其代谢过程中产生的丙酮酸在乳酸脱氢酶的作用下,经还原型辅酶工加氢转化为乳酸。在供氧正常时放出能量 ATP,但当供氧不足时,丙酮酸不能进一步代谢而堆积在细胞内,在乳酸脱氢酶系的作用下,丙酮酸由 NADH 获得 H^+ 而转变成乳酸,正常乳酸的产生与利用之间保持平衡,血乳酸浓度正常值为 $0.6～1.4mmol/L$,约为丙酮酸的 10 倍。当全身或局部缺血、缺氧在细胞水平氧利用减低,糖酵解增强,丙酮酸生成,直接转变为乳酸也越多。随着血乳酸生成,血 pH 改变取决于:组织产生乳酸的速度,细胞外液的缓冲能力,肝肾对氢离子的清除能力。因此血乳酸堆积有两种情况,一种只是血乳酸水平暂时增加而无血 pH 降低的高乳酸血症,即 Huck-

abee 分型Ⅰ型;另一种为乳酸性酸中毒,血乳酸增高同时有 H⁺ 堆积,
血 pH 降低,即 Huckabee 分型Ⅱ型。Ⅱ型按不同的病因机制又分为两
个亚型,A 型:也称继发性乳酸性酸中毒,继发于各种缺氧或缺血性疾
病,如各种休克时;B 型也称为自发性乳酸性酸中毒,因肝肾疾病及白
血病等全身性疾病,以及某些药物引起乳酸代谢障碍所致。糖尿病乳
酸性酸中毒常发生于非胰岛素依赖型糖尿病,其虽与上述各型都有联
系,但更常见的是由于口服双胍类降糖药引起的。过量饮酒、超量应用
胰岛素等都有诱发乳酸性酸中毒的可能。另外,亦与糖尿病患者已合
并有慢性心、肝疾病或肝肾功能障碍有关。

二、诊断

(一)临床表现

本病多见于 50 岁以上非胰岛素依赖型糖尿病,使用双胍类降糖药
的过程中或伴发于急性重症并发症时。起病较急,主要表现为代谢性
酸中毒引起的大呼吸,严重时神志模糊、精神恍惚、谵妄至嗜睡、昏迷、
木僵,也可出现呕吐、腹泻等脱水症状,可有明显的腹痛,易误诊为急腹
症。其临床过程又不能以肾衰竭或酮症酸中毒解释。

(二)辅助检查

1.血酸度明显增高,血 pH<7.35 有的可降至 7.0 以下,血 HCO₃⁻
明显降低,常<10mmol/L。

2.血乳酸常≥5mmol/L,有时可达 35mmol/L,血丙酮酸相应增高,
达 0.2～1.5mmol/L,血乳酸/丙酮酸≥30。当乳酸浓度>2mmol/L,
HCO₃⁻≤10mmol/L,血乳酸/丙酮酸>10,而可除外其他酸中毒原因时,
可确诊为本病。

3.血浆阴离子间隙常>18mmol/L,可达 25～45mmol/L,AG 增高
常见于糖尿病酮症酸中毒或酒精性酮症酸中毒、尿毒症性酸中毒、乳酸
性酸中毒及某些药物毒性所致如水杨酸盐等,临床倘若排除前两种,又
不存在药物性的可能,此时 AG 增高强烈支持乳酸性酸中毒。

4.碳酸氢根＜10mmol/L。

5.二氧化碳结合力降低。

6.血酮体一般不高。

三、自救与互救

1.有条件者可立即吸氧，并做好人工呼吸的准备。

2.立即呼叫 120 急救中心到医院急诊科救治。

3.预防

(1)对需用双胍类降糖药的患者，尤其是老年患者，需谨慎。

(2)对有严重肝功能、肾功能损害的患者，心功能、肺功能不全的患者及休克患者，忌用双胍类药物。

(3)戒酒。

四、救治

1.病因治疗

清除乳酸产生过多的来源，如有肝肾功能不全者不能用双胍类降糖药，治疗糖尿病，尽量避免采用果糖即山梨醇，救治时首先停用一切有关的药物或化学物，迅速补充液体，提高有效血容量，纠正休克，改善组织供血，去除组织缺氧状态。是对失水、休克所致酸中毒最重要有效的措施。可先给生理盐水 1000～2000ml 于 4～6h 内滴完，必要时输新鲜血或血浆，对糖尿病乳酸性酸中毒患者还可用糖加胰岛素和碳酸氢钠同时静脉滴注，从理论上讲胰岛素有利于解除丙酮酸代谢障碍，降低游离脂肪酸、酮体和丙胺酸，与丙酮酸的竞争，同时还能减少周围组织产生乳酸和加强对乳酸的利用。

2.纠正酸中毒

应给予碳酸氢钠等渗液，1.25％碳酸氢钠或 5％碳酸氢钠 125ml 加入生理盐水 375ml 静脉滴注，缺乏 HCO_3^-（mmol/L）＝（正常 HCO_3^-－测得 HCO_3^-）×0.5×千克体重。注意观察 pH、二氧化碳结合力、血乳酸、血糖和电解质,一般病例仅需纠正 pH 至 7.2 左右,pH≥7.25 时停止补碱,以避免反跳性碱中毒。糖尿病患者有 DKA 时仅需少量碳酸氢钠时 pH 恢复到 7.0~7.1 为宜(开始 12h 可补充 1.25％碳酸氢钠 400ml 以上,病情好转即逐渐减量)。因服用大量苯乙双胍引起的乳酸酸中毒,可进行血液透析。亚甲兰有清除过多乳酸的作用,可用 50~200mg 静脉滴注。本症后期可出现循环衰竭,宜用异丙肾上腺素 1mg 加入生理盐水 500ml 静脉滴注。

3.补液补碱

随时补充钾盐以防低钾或缺钾。

4.胰岛素和葡萄糖溶液

此类患者宜用胰岛素治疗,与葡萄糖溶液合用,有利于减少糖类的无氧酵解,有利于乳酸的消除。

五、护理

1.基础护理

(1)加强口腔护理,保持口腔清洁:昏迷患者口腔护理 2 次/日,减少口腔异味,防止发生口腔溃疡,并用湿棉签湿润口唇,外涂石蜡油,防止唇干燥。

(2)皮肤护理:在治疗过程中为了减少感染机会,减轻患者痛苦,皮肤护理尤为重要。应保持皮肤清洁、床单位平整、干燥,定时翻身叩背,避免拖拽。定时按摩受压部位皮肤,可用 50％酒精按摩,促进血液循环,防止发生压疮及坠积性肺炎。

(3)留置尿管护理:留置尿管者尿道口护理 2 次/天,根据医嘱膀胱冲洗,保持会阴部清洁,防止发生尿路感染。

2.心理护理

首先要稳定患者情绪,消除思想顾虑,让患者了解自己的病情及发病机理,使其能够更好地配合治疗护理。多数患者对治疗的依从性好,能密切与医护人员配合,希望更多的得到医护人员的关心帮助。要使患者认识到糖尿病乳酸性酸中毒是糖尿病的一种严重并发症,应定时做血糖、血清钾、钠等检查,及时发现问题、对症处理,避免并发症的发生。耐心听取患者诉说不适之处,详细做好解释工作,消除恐惧焦虑心理,保持开朗乐观的心情,树立其战胜疾病的信心。

3.健康教育

告知患者应在医生指导下用药,对肝肾功能不全的患者告知尽可能禁用双胍类降糖药,凡能引发糖尿病乳酸性酸中毒的乙醇、木糖醇、异烟肼等药物也要慎用。积极控制血糖水平,防止并发症的发生。定期门诊复查,及时发现并发症的先兆并予以早期对症治疗。本组患者发病前均有明确诱因,上呼吸道感染、肠道感染、肺部感染等,发热、呕吐、腹泻可致有效血容量降低,加剧乳酸增高。患者注意尽量避免上述感染。一旦感染应暂停或减量使用双胍类药物,以免诱发乳酸性酸中毒。告诉患者药物治疗只是糖尿病综合治疗的措施之一,坚持合理控制饮食、适量运动、定期进行血糖监测,保持良好的心态,也非常重要,系统全面的联合治疗才能更有效地控制血糖。

参 考 文 献

1.熊旭东,胡祖鹏.实用危重病急救与进展.北京:中国中医药出版社,2014

2.李树生,占成业.重症医学临床诊疗指南.北京:科学出版社,2016

3.康焰.临床重症医学教程.北京:人民卫生出版社,2015

4.王辰.呼吸与危重症医学.北京:人民卫生出版社,2015

5.中华医学会.重症医学.北京:人民卫生出版社,2015

6.王敬东,李长江.急危重症.上海:同济大学出版社,2014

7.张印明,鲍明征,沈凤娟.实用急危重症医学.广东:世界图书出版社,2014

8.蒋国平,蔡斑,王谦.急重症医学新进展.北京:中国环境出版社,2013

9.刘大为.实用重症医学(第1版)北京:人民卫生出版社:2010

10.王晓军,许翠萍.临床急危重症护理.北京:中国医药科技出版社,2011

11.李春盛.急危重症医学进展.北京:人民卫生出版社,2016

12.北京协和医院.重症医学科诊疗常规.北京:人民卫生出版社,2012

13.林兆奋,李文放.重症监护掌中宝—医师分册.北京:人民军医出版社,2013

14.邱海波.重症医学科建设管理规范.江苏:东南大学出版社,2011

15.洛斯卡奥.哈里森呼吸病与危重症医学.北京:北京大学医学出版社,2011

16.李昂.实用重症医学科查房医嘱手册.北京:北京大学医学出版社,2011